Heidelberger Taschenbücher Band 5

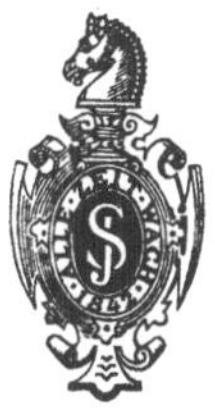

Biologie der Antibiotica

Hans Zähner

Mit 68 Abbildungen

Springer-Verlag Berlin Heidelberg New York 1965

ISBN-13: 978-3-540-03325-7   e-ISBN-13: 978-3-642-94928-9
DOI: 10.1007/978-3-642-94928-9

Vorwort

Anti-biotica sind, schon der Wortzusammensetzung nach, gegen das Leben gerichtete, biogene Stoffe. Die doppelte Verknüpfung mit dem Leben — von Lebewesen gebildet, gegen Lebewesen gerichtet — läßt neue Einblicke in das, was wir naturwissenschaftlich als Leben bezeichnen, erwarten. Diesen Möglichkeiten nachzugehen ist die Aufgabe der vorliegenden Skizzen. Skizzen, weil es sich um rasch hingeworfene, vorläufige Entwürfe handelt, die alle Züge einer persönlichen Betrachtungsweise tragen und keinen Anspruch auf Vollständigkeit erheben. Die medizinischen Aspekte wurden absichtlich zugunsten der allgemein biologischen zurückgestellt. An Darstellungen der medizinischen Seite der Antibiotica besteht zur Zeit kein Mangel, die allgemein biologische Seite ist bisher eher zu kurz gekommen.

Zu großem Dank fühle ich mich meinen Teamkollegen Dr. W. KELLER-SCHIERLEIN und Dr. R. HÜTTER verpflichtet, die durch ihre Mitarbeit, und ihre stete Bereitschaft auf neue Ideen einzugehen, mitgeholfen haben, den Grundstock zu diesen Skizzen zu legen. Meinen Dank möchte ich auch Prof. B. HUBER von der Universität München aussprechen, er hat mir, durch seine Einladung zu einem Gastsemester an der Universität München, ermöglicht, dieses Bändchen zu schreiben.

Zürich, 1. August 1964

HANS ZÄHNER
Institut für spezielle Botanik
Eidg. Techn. Hochschule

Inhaltsverzeichnis

I. Einleitung

In der natürlichen Umgebung lebt kein Organismus als Eremit. Immer findet sich eine aufeinander abgestimmte Gesellschaft von Lebewesen zusammen. Die Zusammensetzung der Gesellschaft an einem bestimmten Standort bewegt sich in der Regel innerhalb enger Grenzen. Diesen Zustand bezeichnen wir als biologisches Gleichgewicht. An der Gestaltung des biologischen Gleichgewichtes in einem durch den Menschen wenig oder nicht beeinflußten Lebensraum sind verschiedene Kräfte beteiligt: Einerseits prägen die chemisch-physikalischen Umweltsbedingungen wie Temperatur, Licht, Nährstoffe usw. das Gesicht der sich vorfindenden Gesellschaft, und andererseits spielt die gegenseitige Beeinflussung der verschiedenen an der Gesellschaft beteiligten Lebewesen eine entscheidende Rolle. Diese Feststellung gilt für die Gesamtheit der an einer Gesellschaft beteiligten Lebewesen, Pflanzen, Tiere und Mikroorganismen.

Der Mensch ist gezwungen — wenn er seinem Auftrag gerecht werden soll —, in das biologische Gleichgewicht einzugreifen. Die genaue Kenntnis der Faktoren, die das biologische Gleichgewicht bestimmen, ist für den Menschen von großer Bedeutung bei der Wahl seiner Eingriffe. Die Eingriffe sollten so gestaltet werden können, daß das Ganze nicht aus den Fugen geht, wie das heute mit dem Wasserhaushalt weiter Gebiete der Fall ist.

Das Studium der Faktoren, die das biologische Gleichgewicht steuern, ist soweit es sich um chemisch-physikalische Faktoren handelt, recht weit gediehen. Die Erforschung der mannigfaltigen Beziehungen zwischen den verschiedenen Lebewesen hinkt dagegen hinten nach. Auf der Karte der Beziehungen zwischen den Lebewesen leuchten noch viele leere, weiße Stellen.

Die Beziehungen zwischen den Lebewesen erstrecken sich von einer extremen Ausschließlichkeit über ein scheinbar gleichgültiges Nebeneinander bis zur vollständigen gegenseitigen Durchdringung. Eine weite Skala von Möglichkeiten, die ohne analytische Gliederung und Aufteilung nicht zu fassen ist. Mit jeder Gliederung ist die Gefahr verbunden, daß nach dem Wieder-zusammen-fügen des Aufgeteilten nur noch die Summe der Teile vorhanden ist und nicht mehr das Ganze. — Trotzdem kann auch hier nicht auf eine Aufteilung verzichtet werden.

Der häufigste Fall im Zusammenleben verschiedener Lebewesen stellt das mehr oder weniger gleichgültige und zufällige Nebeneinander verschiedener Organismen dar. Dieses wenig ausgeprägte Verhalten bezeichnen wir als *Parabiose*. Die Parabiose darf aber nicht mit der Indifferenz gleichgesetzt werden. Eine Indifferenz gibt es im Bereich des Zusammenlebens nicht, — nur ein unspezifisches Nebeneinander bei schwacher gegenseitiger Beeinflussung. Die Parabiose schließt eine deutliche Konkurrenz um Nährstoffe durchwegs mit ein.

Aus dem großen Feld der Parabiose reichen mehrere Äste mit stärkerer gegenseitiger Beeinflussung heraus, einer in Richtung *Parasitismus*, — das eine Lebewesen beginnt eindeutig auf Kosten eines bestimmten anderen zu leben. Die Entwicklung geht vom wenig spezifischen Parasiten, der nur vorübergehend und nur auf geschwächten Wirten lebt, im übrigen aber als Saprophyt existiert, bis zu den hoch spezialisierten Parasiten, die außerhalb des Wirtes nicht mehr zu leben vermögen. Die Entwicklung zum spezialisierten Parasiten bringt oft Rückbildungen im Stoffwechsel mit sich. Den extremsten Fall eines reduzierten Stoffwechsels haben wir in den Viren vor uns, — Organismen, die ohne das intakte Enzymbesteck der Wirtszelle sich nicht mehr vermehren können.

Ein zweiter Ast, mit dem Parasitismus in enger Beziehung stehend, stellt die *Symbiose* dar. Hier ziehen beide Partner mindestens zeitweise Nutzen aus dem Zusammenleben. Die Möglichkeiten der Symbiose reichen in bezug auf die Physiologie von der fakultativen Symbiose, z. B. in den Knöllchen der Leguminosen, bis zu der obligaten Symbiose, z. B. bei den Flechten, in bezug auf die Morphologie von der Ektosymbiose bis zur Endosymbiose. Zwischen Parasitismus und Symbiose bestehen zahlreiche Querverbindungen. Es ist in bezug auf die Symbiose mit SCHÄDE festzuhalten: „Keine Pflanze nähert sich der anderen, um ihr etwas zu geben, sie zu fördern, sondern jede sucht der Selbsterhaltung wegen zu nehmen, ihren Nahrungsbedarf auf die Weise zu decken, wie es ihr am leichtesten möglich ist." Eine beabsichtigte Förderung kommt nicht in Betracht. Parasitismus und Symbiose haben die enge gegenseitige Berührung, die bis zur gegenseitigen Durchdringung gehen kann, gemeinsam. Das Gegenteil, — die gegenseitige Ausschließlichkeit bezeichnen wir als *Antibiose*. Der Begriff Antibiose ist, so wenig wie der der Symbiose, auf eine bestimmte Gruppe von Organismen beschränkt, wenn das Phänomen der Antibiose auch zuerst bei Mikroorganismen beobachtet wurde und dort sehr verbreitet ist. Die Antibiose hat immer einen stofflichen Grund. Eine bloße Nährstoffkonkurrenz darf noch nicht als Antibiose bezeichnet werden, — es muß die Bildung von Stoffen vorliegen, die andere Organismen in der Entwicklung hemmen. Die Stoffe, denen eine derartige Wirkung zukommt und die von Lebewesen gebildet werden, sind als Antibiotica zu bezeichnen, sofern für die Erzielung der Hemmwirkung geringe Konzentrationen ausreichen. Die Begrenzung der Bezeichnung Antibiotica auf Stoffe, die aus Mikroorganismen stammen und auf Mikroorganismen wirken, scheint nicht sinnvoll, da es sich bei den Antibiotica, gleichgültig vom Produzenten und von der Wirkung, um die der Antibiose zugrunde liegenden Stoffe handelt. Auszunehmen von der Bezeichnung Antibiotica sind Exoenzyme, da diese vom Produzenten gebildet werden, um Nährstoffe zugänglich zu machen. Die von WAKSMAN gegebene Definition der Antibiotica:

„Antibiotica sind Stoffe, die von Mikroorganismen gebildet werden und andere Mikroorganismen am Wachstum hindern oder zerstören", ist daher zu erweitern, sowohl in bezug auf die Produzenten wie auch in bezug auf das Wirkungsspektrum:

Antibiotica sind Stoffe biologischen Ursprungs, die ohne Enzymcharakter zu besitzen in geringen Konzentrationen Wachstumsvorgänge hemmen.

In Parallele zu der Aussage von SCHÄDE für die Symbiose ist für die Antibiotica festzuhalten: Kein Organismus nähert sich einem anderen, um ihn durch seine Antibiotica abzutöten. Die Annahme, daß Antibiotica gebildet werden, um Konkurrenten zu eliminieren, hält einer näheren Überprüfung nicht stand. Diese Annahme ist das Resultat einer Projektion menschlichen Zweckdenkens auf andere Organismen, insbesondere auf Mikro-Organismen.

Die Frage nach der Funktion der Antibiotica im Stoffwechsel des Produzenten und der Wirkung auf den Stoffwechsel des „Empfängers" bildet den Hintergrund der folgenden Skizzen.

II. Antibioticabildung und Systematik der Mikroorganismen

Einer eingehenden Betrachtung der Verteilung der Antibiotica auf die verschiedenen Ordnungen, Familien und Gattungen sind einige Bemerkungen vorauszuschicken:

a) Nicht alle Gruppen von Mikroorganismen können auf einfache Weise auf die Bildung von Antibiotica geprüft werden. Zum Beispiel fallen alle obligaten Parasiten außer Betracht, nicht weil diesen Organismen a priori die biosynthetischen Fähigkeiten fehlen, sondern weil wir (vorläufig) keine Möglichkeiten besitzen, allfällig gebildete Antibiotica zu erfassen.

b) Jede Arbeitsgruppe, die sich mit der Suche nach neuen Antibiotica beschäftigt, beschränkt die Sucharbeit auf eine oder wenige Gruppen von Organismen. Wenn sich auch bestimmte Standardmethoden für die Prüfung der Antibioticabildung durchgesetzt haben, so bedeutet dies doch, daß die Prüfung keine gleichmäßige war.

c) Eine Prüfung auf Antibioticabildung stellt immer eine Momentaufnahme dar, d. h. erfaßt werden nur die zu einem bestimmten

Zeitpunkt unter den gewählten Kulturbedingungen gebildeten und gegen die eng begrenzte Zahl von Testorganismen wirkenden Substanzen. Der negative Nachweis besitzt demnach einen geringeren Aussagewert als der positive.

d) Die Beziehungen zwischen Antibioticabildung und Systematik der Mikroorganismen müssen an Hand von Daten verfolgt werden, die zu anderen Zwecken gesammelt wurden. Um den Beziehungen zwischen Systematik und Antibioticabildung nachzugehen wäre es richtig, von allen beschriebenen Antibioticaaktivitäten auszugehen. Die Beschreibung einer antibiotischen Wirkung irgend eines Stammes genügt aber nicht, um den Stamm eindeutig als Antibioticaproduzenten zu bezeichnen, denn oft handelt es sich dabei nur um eine unsichere und nicht reproduzierbare Beobachtung. Als Ausgangspunkt für diese Betrachtung können nur isolierte und chemisch eindeutig charakterisierte Antibiotica dienen.

Die Fähigkeit Antibiotica zu bilden ist sehr ungleich über das ganze System der Mikroorganismen verteilt. Die 1961 erschienene Monographie von Korzybski und Kuryłowicz führt 513 mehr oder weniger eindeutig charakterisierte Antibiotica auf, die sich, wie folgt, auf die verschiedenen Gruppen verteilen:

	beschriebene Antibiotica	davon als Chemotherapeutica verwendet
Bakterien:		
Pseudomonadales	10	0
Eubacteriales	65	5
Actinomycetales	301	26
Pilze	131	7
Algen und *Flechten*	6	0
Myxomyceten und *Acrasiales*	0	0

Die Zahl der beschriebenen Antibioticaaktivitäten ist natürlich um vieles größer als die Zahl der gut charakterisierten Antibiotica. Das Verhältnis zwischen den verschiedenen Gruppen von Mikroorganismen dürfte aber das gleiche sein, unabhängig, ob man nur die wohl definierten Substanzen mit einbezieht oder sich mit dem bloßen Nachweis einer Wirkung begnügt. Anstelle der nur schwer überblickbaren großen Zahl der beschriebenen Antibiotica sollen für diesen Überblick nur die chemotherapeutisch verwendbaren Stoffe in die Betrachtung einbezogen werden. Diese stehen als Stichproben — wenn auch keine zufällig ausgewählte Stichproben — für die Gesamtheit der beschriebenen Antibiotica.

Die Abb. 1 zeigt den Stammbaum der Pilze nach Gäumann (1964). Chemotherapeutisch verwendbare Antibiotica wurden unter den Pilzen nur bei Stämmen aus der Reihe *Aspergillales* gefunden. Für die Antibiotica Penicillin, Griseofulvin, Fumagillin und Xanthocillin bedarf die obige Behauptung keiner weiteren Hinweise. Wo mehrere Produzenten für einen Stoff bekannt sind, z. B. beim Griseofulvin, gehören die Produzenten zur selben Gattung. Die Produzenten

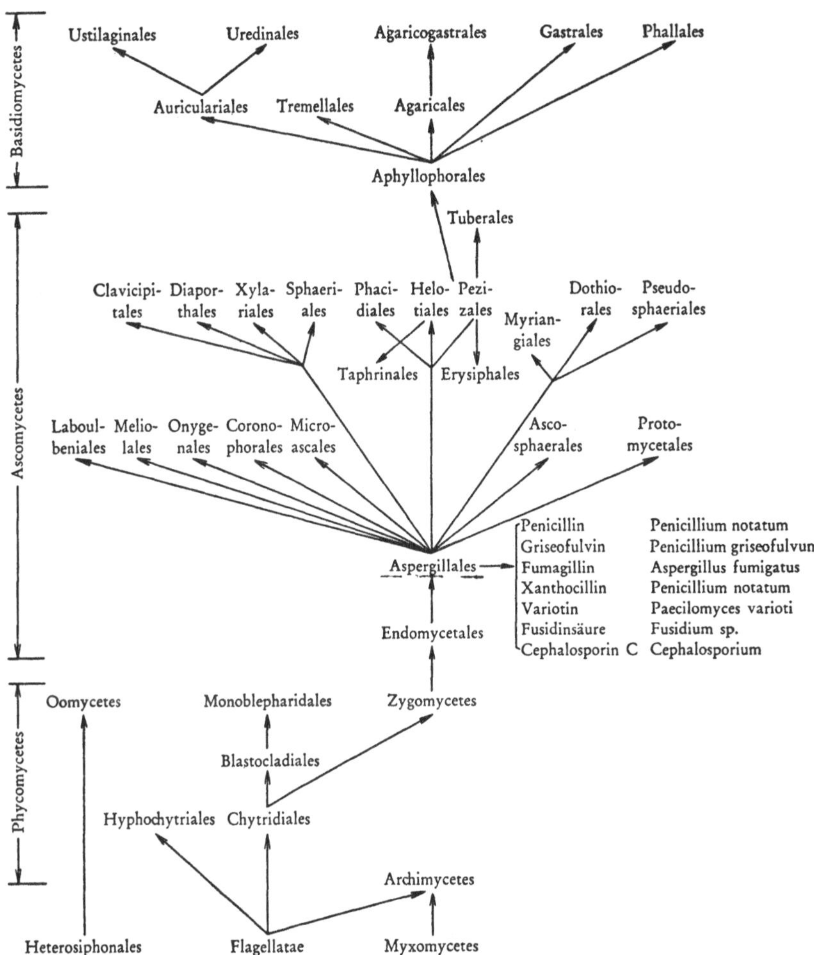

Abb. 1. Stammbaum der Pilze nach Gäumann (1964) und chemotherapeutisch eingesetzte Antibiotica aus Pilzen

von Cephalosporin C und der Fusidinsäure sind imperfekte Pilze, von denen die Hauptfruchtformen nicht bekannt sind. Von verwandten Stämmen wurden die Hauptfruchtformen gefunden, auch sie gehören zu den *Aspergillales*, so daß wir mit großer Wahrscheinlichkeit auch die Produzenten von Cephalosporin C und der Fusidinsäure zu den *Aspergillales* stellen dürfen.

Selbstverständlich sind auch andere Pilze zur Synthese von antibiotischen Stoffen befähigt, — die Mannigfaltigkeit der gebildeten Antibiotica ist aber außerhalb der *Aspergillales* klein. Am häufigsten

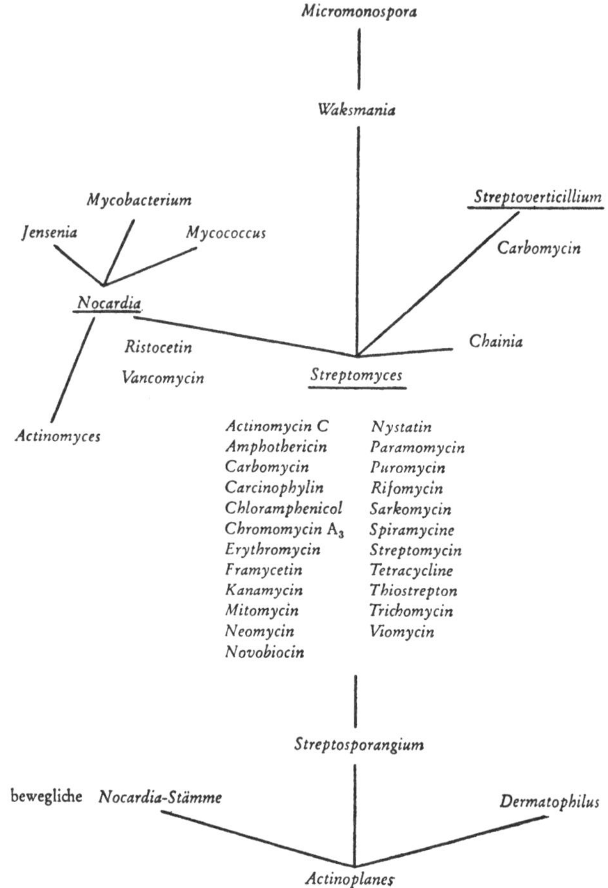

Abb. 2. Chemotherapeutisch eingesetzte Antibiotica aus *Actinomycetales*. Stammbaum der Actinomyceten nach HESSELTINE (1960)

sind sie noch zu finden einerseits bei einzelnen Familien der Basidiomyceten, die Polyacetylene bilden, und anderseits bei den imperfekten Pilzen, insbesondere den Fusarien, wo Enniatine und Enniatin-artige Stoffe relativ verbreitet sind.

Die systematische Bearbeitung der Bakterien ist weniger weit gediehen als die der Pilze. Die gegenseitigen Beziehungen der Bakterien sind noch nicht klar, so daß die Aufstellung eines Stammbaumes noch eine sehr unsichere Sache ist. HESSELTINE hat 1960 für die *Actinomycetales* einen Stammbaum vorgeschlagen. In Abb. 2 ist dieser Stammbaum unter Angabe der therapeutisch verwendbaren Antibiotica dargestellt. Wichtige Antibiotica finden sich nur innerhalb der Gattungen *Streptomyces*, *Nocardia* und *Streptoverticillium*. Von anderen Autoren wird die Gattung *Streptoverticillium* nicht von der Gattung *Streptomyces* abgetrennt. Die Gattungen *Nocardia* und *Streptomyces* sind, auch wenn sie von WAKSMAN (1957) in verschiedenen Familien untergebracht werden, doch sehr nahe miteinander verwandt. Bei den

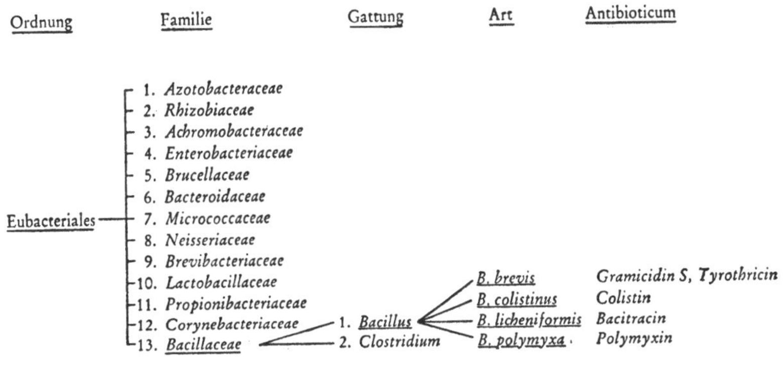

Abb. 3. Chemotherapeutisch verwendbare Antibiotica aus *Eubacteriales* (Systematik nach BERGEY 1957)

Actinomycetales sind demnach Therapeutica auch nur in einer Gruppe nahe verwandter Gattungen zu finden. Auffallend ist bei den Antibiotica aus Actinomyceten die außerordentliche Mannigfaltigkeit der Stoffe in chemischer und wirkungsmäßiger Hinsicht. Die Chemie der Antibiotica aus Actinomyceten hat die Naturstoffchemie um eine Reihe neuer Stoffgruppen bereichert, z. B. Makrolide, Makrotetrolide, Sideromycine, Anthracycline etc.

In der Abb. 3 ist die Klassifizierung der *Eubacteriales* (nach BERGEY, 7. Aufl. 1957) unter Angabe der bedeutsamen Antibiotica aufgeführt. Die Zahl von 5 therapeutisch verwendbaren Antibiotica aus der Gattung *Bacillus* täuscht eine zu große biosynthetische Leistungsfähigkeit dieser Gattung vor. Diese 5 Antibiotica gehören alle zu den Polypeptiden und sind zum Teil nur Variation über das gleiche Thema. Im Gegensatz zu der Verwandtschaft in der Chemie zeigen sie große Unterschiede im Wirkungsspektrum. Polymyxin und Colistin

wirken — was eine große Ausnahme darstellt —, stark gegen gramnegative Keime und nur schwach gegen grampositive Bakterien. Gramicidin S, Bacitracin und Tyrothricin dagegen gehören zur großen Zahl
von Antibiotica mit vorwiegender oder ausschließlicher Wirkung auf
grampositive Bakterien.

Eine große Mannigfaltigkeit in bezug auf den Chemismus der
gebildeten Antibiotica ist bisher für Stämme aus der Ordnung der
Actinomycetales und aus der Reihe der *Aspergillales* nachzuweisen.
Ein Vergleich der Abbildungen 1—3 zeigt, daß die Bildung eines bestimmten Antibioticums auf eine eng begrenzte Gruppe (meist Familie
oder Gattung) nahe verwandter Organismen beschränkt ist (Spezifitätsregel der Antibioticabildung). Die Spezifitätsregel gilt ohne Ausnahme
für alle chemotherapeutisch verwendbaren Antibiotica. Wenn alle eindeutig beschriebenen Antibiotica mit einbezogen werden, so besitzt die
Regel für mehrere hundert Antibiotica Gültigkeit. Bisher sind nur 2 Ausnahmen von der Spezifitätsregel bekannt geworden: Das 9-(β-D-Ribo-
furanosyl)-Purin (Nebularin) wurde als Stoffwechselprodukt eines
Basidiomyceten (*Agaricus nebularis* Batsch) und eines Streptomyceten gefunden. Die β-Nitropropionsäure (Bovinocidin) ließ sich in Kulturen von verschiedenen *Aspergillus*-Arten, Actinomyceten und als
Baustein eines Glykosids in höheren Pflanzen nachweisen.

Die Spezifität der Antibioticabildung erstreckt sich nicht nur auf
einzelne Stoffe, sondern zum Teil auch auf ganze Stoffgruppen und
auf Bausteine von Antibiotica. Zum Beispiel können die Makrolid-
Antibiotica und die Polyen-Antibiotica nur in Kulturen von Actinomyceten nachgewiesen werden; sie sind da allerdings sehr häufig, bilden doch rund 75% aller frisch isolierten Actinomyceten Polyen-Antibiotica und 1—3% Makrolide. Eine andere Gruppe, die Polyacetylen-
Antibiotica, ließ sich bisher ausschließlich bei Basidiomyceten nachweisen.

Als Beispiel für die Feststellung, daß die Spezifitätsregel auch für
bestimmte Antibioticabausteine gilt, sind in der Tab. 1 die Zucker
aus Makrolid-Antibiotica zusammengestellt. Die Tabelle zeigt, daß
mit Ausnahme der Oleandrose, die noch als Bestandteil von Glyko-
siden aus höheren Pflanzen bekannt ist, die Bildung der aufgeführten
Zucker auf Stämme der Gattung *Streptomyces* beschränkt ist. Die
Zucker aus Makrolid-Antibiotica stehen als gut untersuchtes Beispiel
da. Als Illustration für die enge Begrenzung im Vorkommen könnten
aber ebenso gut die Zucker aus anderen Actinomyceten-Antibiotica
stehen, z. B. die Polyen-Antibiotica, die Anthracycline oder die Chromomycine. Die Makrolid-Antibiotica als solche sind sehr komplizierte
Naturstoffe, bei denen das eng begrenzte Vorkommen leicht zu ver-
stehen ist. Die in den Makrolid-Antibiotica enthaltenen Zucker sind
dagegen einfach gebaute Naturstoffe, für die eine weite Verbreitung
zu erwarten wäre.

Tab. 1. *Zucker aus Makrolid-Antibiotica*

Zucker	Formel	enthalten in	gebildet durch *
Desosamin (Pikrocin)	H_3C, CH_3, N, OH, H_3C, O, OH	Methymycin Pikromycin Griseomycin Narbomycin Erythromycin Oleandomycin	*Str.*** venezuelae* *Str. venezuelae* *Str. olivaceus* *Str. antibioticus* *Str. olivaceus* *Str. erythreus* *Str. antibioticus*
Mycaminose	H_3C, CH_3, N, HO, OH, H_3C, O, OH	Spiramycine Carbomycine Leucomycine A1, A2, B1, B2, B3, B4 Niddamycin Tylosin Acumycin	*Str. aureofaciens* *Str. halstedii* *Str. macrosporeus* *Str. reticuli* *Str. tendae* *Str. thermotolerans* *Str. reticuli* *Str. sp.* *Str. violaceo-niger* *Str. griseoflavus*
Forosamin	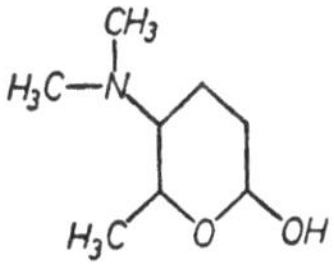 CH_3, H_3C-N, H_3C, O, OH	Spiramycine	*Str. aureofaciens*
Cladinose	H_3C, OCH_3, HO, H_3C, O, OH	Erythromycin Leucomycin	*Str. erythreus* *Str. reticuli*
Mycarose	H_3C, OH, HO, OH, H_3C, O, OH	Leucomycin Carbomycin Spiramycine Angolamycin	*Str. reticuli* *Str. halstedii* *Str. macrosporeus* *Str. reticuli* *Str. tendae* *Str. thermotolerans* *Str. aureofaciens* *Str. antibioticus* *Str. phaeochromogenes*
Oleandrose	OCH_3, HO, H_3C, O, OH	Oleandomycin Herzgiftglykoside	*Str. antibioticus* *aus höheren Pflanzen*

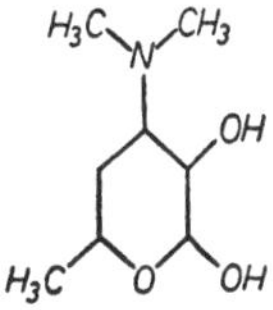

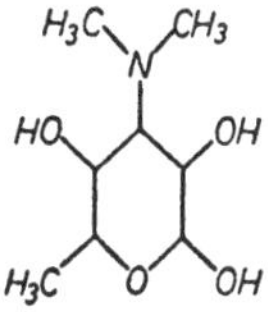

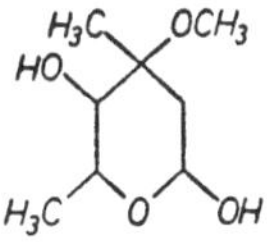

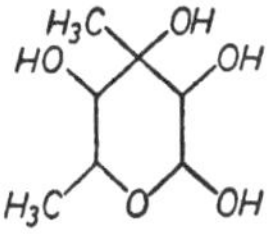

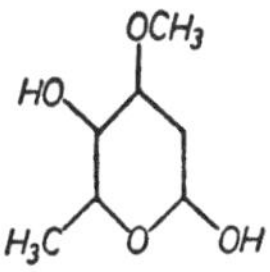

---

* Bestimmung der Stämme nach HÜTTER u. Mitarb. 1961, ergänzt auf den Stand 1964.

** Streptomyces

Tab. 1 (Fortsetzung)

Zucker	Formel	enthalten in	gebildet durch
Lankavose = Chalkose	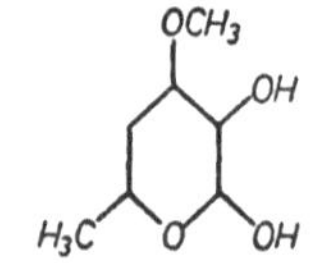	Lankamycin Chalkomycin	*Str. violaceo-niger* *Str. albogriseolus*
Mycinose	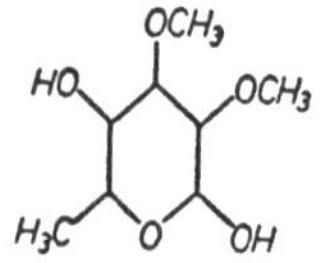	Chalkomycin	*Str. albogriseolus*
Acetyl-arcanose	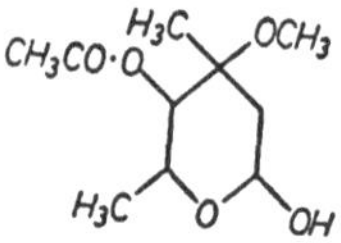	Lankamycin	*Str. violaceo-niger*
4-O-Acetylmycarose	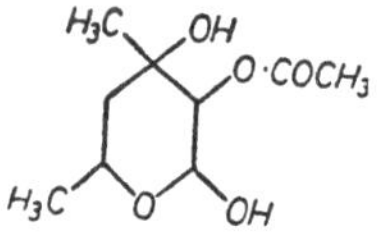	Leucomycin B2, B3, B4	*Str. reticuli*

Eine befriedigende Erklärung für die ungleiche Verteilung und für die Spezifität der Antibioticabildung liegt noch nicht vor. Einige Möglichkeiten können angedeutet werden:

a) Eine größere Zahl von Antibiotica ist nur bei Organismen zu erwarten, die sich vorwiegend asexuell vermehren. Nur bei asexueller Vermehrung mit sehr hoher numerischer Fruchtbarkeit treten trotz der kleinen Mutationsrate Mutanten in großer Zahl auf und bleiben phänotypisch erhalten.

b) Die Actinomyceten besitzen Zellen mit mehreren, teils verschiedenen Kernäquivalenten. Mehrere Kernäquivalente enthalten mehr genetische Informationen als nur eines und in der Folge sind auch die biosynthetischen Fähigkeiten größer. Diese sogenannten „Heterokaryonten" sind nicht stabil, im Verlaufe der Vermehrung ergeben sich immer neue Kombinationen.

c) Die Actinomyceten und die *Aspergillales* leben vorwiegend saprophytisch. Bei saprophytischen Organismen ist der Stoffwechsel mit Ausnahme der Photosynthese meist noch in der ursprünglichen Vielfalt erhalten. Sekundäre Rückbildungen, wie sie bei Parasiten häufig vorkommen, fehlen bei den Saprophyten. In einzelnen Fällen kann die Bildung eines bestimmten Antibioticums für den saprophytischen Mikroorganismus einen Selektionsvorteil darstellen, wobei diese Feststellung nicht dazu verleiten soll, eine zweckgerichtete Synthese von Antibiotica zu postulieren.

d) Sowohl bei den *Aspergillales* wie auch bei der Gattung *Streptomyces* handelt es sich um Formen, aus denen im Laufe der weiteren Entwicklung mannigfaltige neue Formen entstanden sind. Im Laufe der phylogenetischen Entwicklung hat wahrscheinlich vor der morphologisch sichtbar werdenden Aufspaltung eine starke biochemische Differenzierung stattgefunden, die sich in einer Vielzahl von sekundären Metaboliten äußert.

e) Eine ähnliche ungleichmäßige Verteilung, verbunden mit weitgehender Spezifität, findet sich bei den Alkaloiden aus höheren Pflanzen. Auch dort handelt es sich um sekundäre Metaboliten, denen trotz teilweise hoher pharmakologischer Wirksamkeit keine bestimmte Funktion im Stoffwechsel zugeordnet werden kann. Die Hypothesen in bezug auf Bedeutung und Verteilung der Alkaloide lassen sich auf die Antibiotica übertragen.

Literatur

Systematik der Mikroorganismen

Bakterien

BERGEY's Manual of the determinative bacteriology. Baltimore: The Williams & Wilkins Comp. 7. Aufl. 1957.

HESSELTINE, C. W.: Mycologia 52, 46 (1960).

WAKSMAN, S. A.: The actinomycetes, Vol. II. Baltimore: The Williams & Wilkins Comp. 1960.

Pilze

GÄUMANN, E.: Die Pilze. Basel: Birkhäuser-Verlag 1964.

RAPER, K. B., and CH. THOM: A manual of the penicillia. Baltimore: The Williams & Wilkins Comp. 1949.

THOM, CH., and K. B. RAPER: A manual of the aspergilli. Baltimore: The Williams & Wilkins Comp. 1945.

Antibiotica

MILLER, M. W.: Pfizer handbook of microbial metabolites. New York: McGraw-Hill Book Comp. 1961.

KORZYBSKI, T., und W. KURYLOWICZ: Antibiotica. Jena: Gustav Fischer 1961.

WAKSMAN, S. A.: The actinomycetes, Vol. III. Baltimore: The Williams & Wilkins Comp. 1962.

III. Der Nachweis einer antibiotischen Wirkung

Der Wunsch, eine antibiotische Wirkung nachzuweisen, kann von zwei Richtungen ausgehen:

a) Für einen bestimmten Mikroorganismus soll die Bildung eines Antibioticums nachgewiesen werden, oder für eine isolierte Substanz ist der Nachweis einer antibiotischen Wirkung zu liefern: eine Fragestellung, die bei der Suche nach neuen Antibiotica häufig vorkommt.

b) Bei einem bestimmten Mikroorganismus, z. B. einem Krankheitserreger, ist die Sensibilität gegen eine Substanz zu bestimmen: ein alltägliches Problem für das medizinisch-bakteriologische Laboratorium.

Die Wahl der Methode hat sich nach der Aufgabenstellung zu richten.

Unabhängig von der gewählten Methode ist immer zu unterscheiden, ob es sich um eine bakteriostatische oder bactericide Wirkung handelt. Die Bakteriostase stellt eine reine Vermehrungshemmung dar, die z. B. durch Auswaschen oder Abbau des Antibioticums wieder aufgehoben werden kann. Nur bakteriostatisch wirkende Substanzen beeinflussen ruhende Kulturen nicht. Als Bactericidie bezeichnet man dagegen irreversible Schädigung, die zum Tode der Zellen führt. Bakteriostase und Bactericidie sind aber nur im Idealfall sauber auseinander zu halten; oft kann die gleiche Substanz beim gleichen Teststamm beide Wirkungen zeigen, je nach den gewählten Versuchsbedingungen.

Die Wirkung eines Antibioticums auf eine bestimmte Bakterienpopulation ist keine konstante Größe. Sie hängt von einer Reihe von Faktoren ab:

1. von der Wachstumsphase der Population,
2. vom verwendeten Testnährboden,
3. von der Antibioticadosierung,
4. von der Dichte der Population,
5. von der Wachstumsgeschwindigkeit,
6. von der natürlichen Resistenzrate.

Die folgenden Ausführungen lehnen sehr stark an die Darstellung der chemotherapeutischen Laboratoriumspraxis von KLEIN (1957) an.

A. Faktoren, die eine antibiotische Wirkung beeinflussen

1. Der Einfluß der Wachstumsphase

In der Abb. 4 sind die verschiedenen Phasen des Wachstums einer Bakterienpopulation festgehalten.

Zu unterscheiden sind 5 Phasen:

a) „Lag-Phase". Der Protein- und Ribonucleinsäure-Gehalt pro Zelle nimmt zu, die Zellen vergrößern sich, ohne sich zu teilen.

b) Die Zellzahl nimmt progressiv zu, die Zeit zwischen 2 Generationen nimmt ab.

c) Die Keimzahl verdoppelt sich in regelmäßigen Zeitabständen (Logarithmische Phase). Die Generationszeit ist konstant (Milieu- und Stamm-abhängig).

d) Die Generationszeit nimmt zu. Verlangsamung der Vermehrung zufolge Erschöpfung des Mediums (Nähr- und Wirkstoffe, Sauerstoff etc.) oder hemmender Stoffwechselprodukte.

e) Die Kultur ruht, je nach dem Stamm bleibt die Zahl lebender Zellen über einen verschieden langen Abschnitt konstant und sinkt dann durch Autolyse langsam ab.

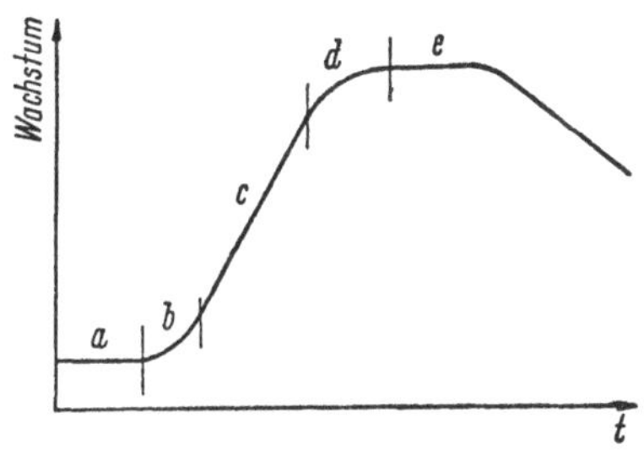

Abb. 4. Wachstumsphasen einer Bakterienkultur (Wachstum als Logarithmus der Zellzahl aufgetragen)

Um die Wirkung eines Antibioticums auf eine bestimmte Wachstumsphase (Lag-, Log- oder Ruhephase) zu erfassen, sind drei verschiedene Versuchsanordnungen zu wählen:

1. Wirkung in der Lag-Phase. Von ruhender Kultur werden Keime auf frischen antibioticahaltigen Nährboden überimpft und laufend die Zahl der lebenden Zellen bestimmt.

2. Wirkung in der Log-Phase. Aussaat von Keimen auf frischen Nährboden ohne Antibioticazusatz, Inkubation bis zu Beginn der Log-Phase, Antibioticazusatz ohne Unterbrechung der Inkubation und laufende Kontrolle der lebenden Keime.

3. Ruhende Zellen werden gründlich gewaschen und auf stickstofffreien Nährboden übertragen. Durch den Mangel an N-haltigem Material kann kein Wachstum erfolgen. Nach einiger Zeit wird das Antibioticum zugegeben und die Keimzahl und/oder der Ruhestoffwechsel bestimmt.

Der Stoffwechsel sich vermehrender Zellen unterscheidet sich grundlegend vom Stoffwechsel ruhender Zellen, und so sind auch große Unterschiede in bezug auf die Empfindlichkeit gegen Stoffe, die in den Stoffwechsel eingreifen, zu erwarten. Antibiotica, welche Stoffwechselketten blockieren, die auch bei ruhenden Zellen ablaufen (z. B. die Atmung), zeigen eine geringere Abhängigkeit ihrer Wirkung von der Wachstumsphase als solche, die in spezifische Vermehrungsvorgänge eingreifen. Abb. 5 gibt ein Bild der Chloramphenicol-Wirkung auf ruhende und wachsende Zellen von *Bacillus subtilis* (nach KLEIN, 1957).

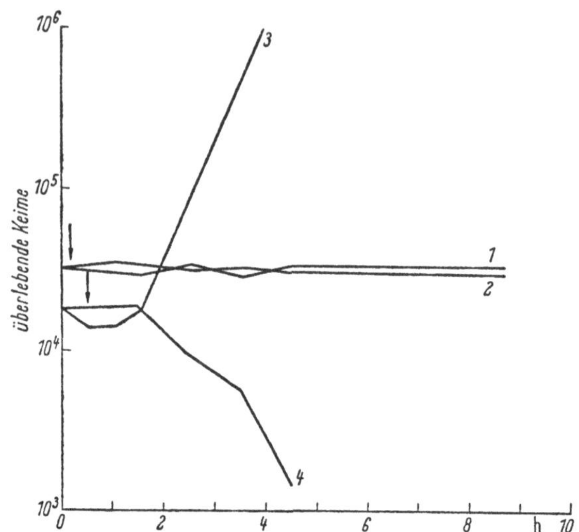

Abb. 5. Wirkung von Chloramphenicol auf *Bacillus subtilis*. (Nach KLEIN 1957.) Pfeil: Chloramphenicol-Zusatz. 1. Ruhende Zellen ohne Antibioticum. 2. Ruhende Zellen mit Antibioticum. 3. Vermehrende Zellen ohne A. 4. Vermehrende Zellen mit A

Chloramphenicol, ein Hemmstoff der Proteinsynthese, zeigt auf ruhende Zellen praktisch keine Wirkung, auf sich vermehrende wirkt es bactericid. Ähnliche Bilder werden mit Penicillin erhalten.

2. Der Einfluß des Nährbodens

Der Nährboden kann auf 3 verschiedenen Wegen die antibiotische Wirkung beeinflussen:

a) der Nährboden ist mitbestimmend für die Wachstumsgeschwindigkeit und damit für die Populationsdichte (Einfluß der Populationsdichte und der Wachstumsgeschwindigkeit siehe Abschnitt III 4 und III 5),

b) unspezifische Beeinflussung des Antibioticums, z. B. durch pH-Einfluß, Bindung an Proteine, Verschiebung der Löslichkeits- und Diffusionsverhältnisse,

c) durch den Gehalt an spezifischen Antibiotica-Antagonisten.

Die unter a) genannten Faktoren sind Gegenstand der Abschnitte III 4 und III 5. Die unspezifische Beeinflussung eines Antibioticums

Tabelle 2. *Spezifische Antagonisten von Antibiotica*

Antibioticum	gebildet durch	zugehöriger Metabolit	Vorkommen
„Analoge" von Aminosäuren			
Cycloserin	verschiedene Streptomyceten	D-Alanin	Kulturen von Mikroorganismen
=Oxamycin			
=D-4-Amino-3-isoxazolidon			
O-Carbamyl-D-serin	verschiedene Streptomyceten	D-Alanin	
Hadacidin	*Penicillium frequentans*	L-Asparaginsäure	verbreitet
=N-Formyl-hydroxy-aminoessigsäure			
DON	*Streptomyces* sp.	Glutamin	verbreitet
=6-Diazo-5-oxo-L-norleucin			
Azaserin	*Streptomyces* sp.	Glutamin	verbreitet
=O-Diazoacetyl-serin			
„Analoge" von Purinen			
Psicofuranin	*Streptomyces hygroscopicus*	} Purinnucleoside und -nucleotide Verschiedene Purine	} in biologischem Material verbreitet
Angustmycin	*Streptomyces hygroscopicus*		
Nebularin	*Streptomyces* sp.		
	Agarius nebularis		
Cordycepin	*Cordyceps militaris*		
„Analoge" von Sideraminen			
Sideromycine		Sideramine	
Grisein	*Streptomyces griseus*	{ Ferrichrom	
Albomycin	*Streptomyces griseus*	Coprogen	
Ferrimycin	*Streptomyces griseoflavus*	Terregens-Faktor	} in Kulturen von Mikroorganismen
	Streptomyces galilaeus	Ferrioxamine	
	Streptomyces lavendulae	Ferrichrysin	
Succinimycin	*Streptomyces aureofaciens*	Ferricrocin	
		Ferrirubin	
		Ferrirhodin	
„Analoge" von Vitaminen			
Bacimethrin	*Bacillus megatherium*	Thiamin	verbreitet

wirkt sich je nach der Testanordnung verschieden stark aus. Häufig zu beobachten ist eine Bindung an Proteine, z. B. in serumhaltigen Proben oder Nährböden. Serumhaltige und serumfreie Proben dürfen nicht direkt miteinander verglichen werden.

Zu wenig beachtet wird bisher die spezifische Inaktivierung durch Antibiotica-Antagonisten. Das am besten untersuchte Beispiel — obwohl nicht zu den Antibiotica gehörend — sind die Sulfonamide, deren Wirkung durch die p-Aminobenzoesäure, teils auch durch die Folsäure, aufgehoben wird. Bei den Antibiotica sind Antagonisten häufig, besonders dann, wenn man die Untersuchung nicht auf die chemotherapeutisch wichtigen Stoffe beschränkt, sondern auch andere Antibiotica mit einbezieht. In der Tab. 2 sind einige Beispiele für spezifische Antibiotica-Antagonisten zusammengestellt. Wenn Antibiotica bestimmt werden sollen, für die Antagonisten bekannt sind, dann ist die Verwendung chemisch definierter Nährböden angezeigt.

3. Der Einfluß der Antibioticadosierung

Das gleiche Antibioticum kann unter sonst gleichen Bedingungen bakteriostatisch oder bactericid wirken je nach der Dosierung. Als Beispiel ist in der Abb. 6 die Wirkung verschiedener Dosen von Chloramphenicol auf wachsende Zellen von *Bacillus subtilis* dargestellt.

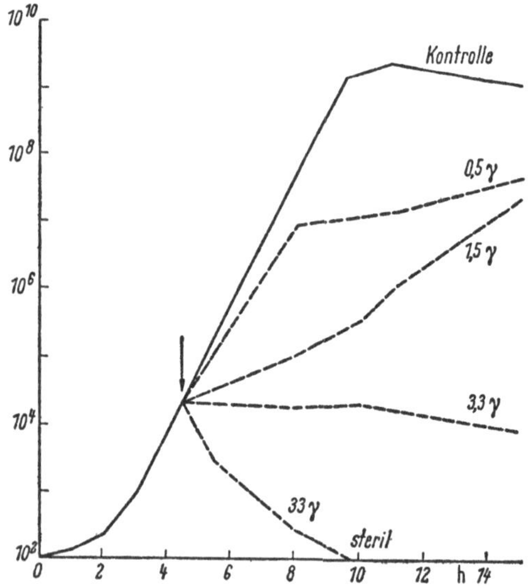

Abb. 6. Die Wirkung verschiedener Dosen von Chloramphenicol auf *Bacillus subtilis* (nach KLEIN 1957). Zahl der lebenden Zellen gegen die Zeit aufgetragen

4. Der Einfluß der Populationsdichte

Je dichter eine Population ist, um so höher muß die Antibioticadosierung sein (Zunahme der spezifischen Antibioticabindungsstellen). Die Abhängigkeit der Antibioticawirkung von der Populationsdichte gilt gleichermaßen für den Verdünnungsreihentest wie auch für den Plattendiffusionstest.

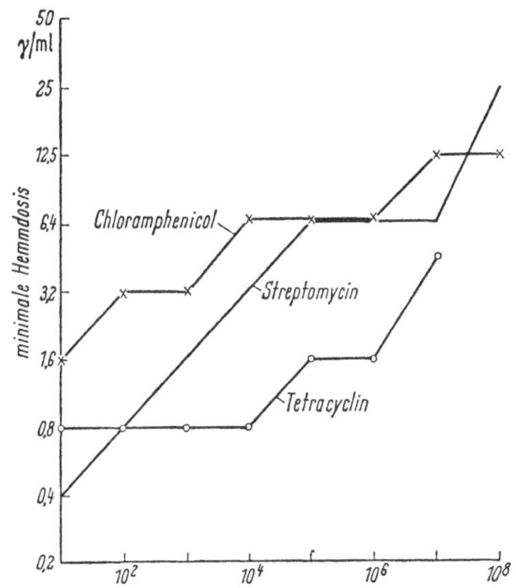

Abb. 7. Beziehung zwischen Einsaatdichte und minimale Hemmdosis bei *Escherichia coli* (nach KLEIN 1957). (Verdünnungsreihentest)

Die Abb. 7 zeigt die Abhängigkeit der minimalen Hemmdosis von der Einsaatmenge im Verdünnungsreihentest. (Versuche mit *Escherichia coli*, nach KLEIN 1957.) In den Abb. 8 a und b ist der Einfluß der Einsaatmenge auf den Zonendurchmesser im Plattendiffusionstest wiedergegeben. Hier ist zu beachten, daß der Zonendurchmesser vom Logarithmus der Antibioticakonzentration abhängt und eine Verschiebung um 1—2 mm bereits große Fehler zur Folge hat. Die Einsaatdichte beeinflußt die Wirkung der verschiedenen Antibiotica in der gleichen Richtung nur in verschieden starkem Ausmaß.

Die Penicillinasebildner stellen einen Fall von außerordentlicher Abhängigkeit der Wirkung von der Populationsdichte dar: Geringe Keimzahlen werden durch das Penicillin G abgetötet. bevor eine wesentliche Penicillinspaltung erfolgt, hohe Keimzahlen vermögen das Penicillin zu spalten, bevor eine Abtötung möglich ist. Bei geringer Einsaat wird ein Penicillinasebildner noch als voll Penicillin-sensibel bezeichnet, während der gleiche Stamm bei massiver Einsaat als resistent taxiert wird. Die Abb. 9 zeigt einen derartigen Versuch mit *Staphylococcus aureus*.

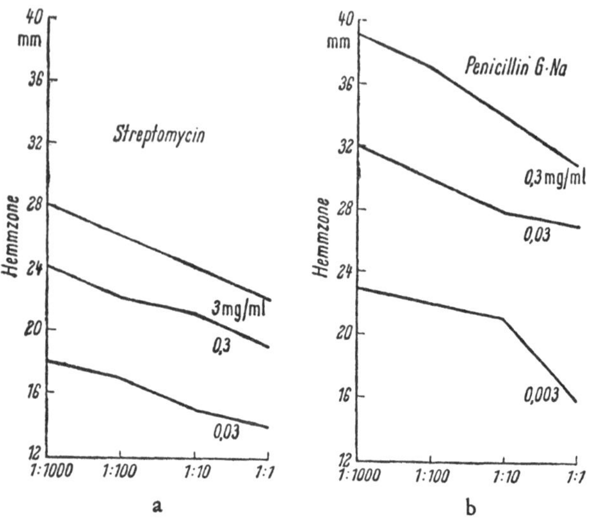

Abb. 8 a u. b. Abhängigkeit des Zonendurchmessers im Plattendiffusionstest von der Einsaatmenge. Versuche mit *Bacillus subtilis*. a Streptomycin, b Penicillin

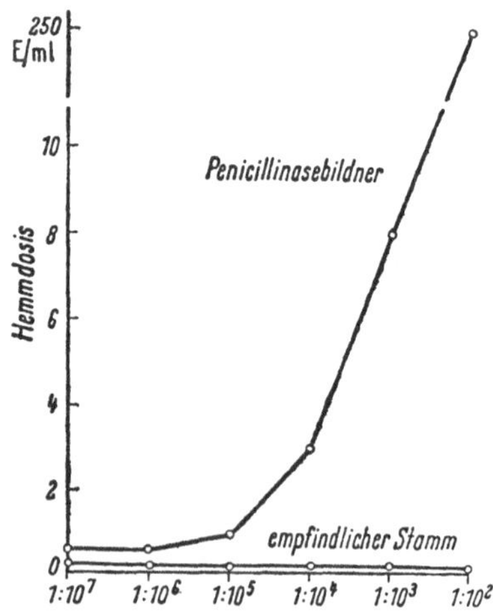

Abb. 9. Minimale Hemmdosis für Penicillin bei einem Penicillinasebildner (*Staphylococcus aureus*) in Abhängigkeit von der Einsaatdichte. (Einsaatdichte als Verdünnung der Ausgangskultur angegeben.)

5. Der Einfluß der Wachstumsgeschwindigkeit

Die Empfindlichkeit einer Population gegen ein bestimmtes Antibioticum ist um so größer, je rascher der Stamm wächst. Geringe Einsaat, aber kurze Generationszeiten geben kleinere minimale Hemmdosen als starke Einsaat, aber langsame Vermehrung, auch wenn in einem bestimmten Zeitpunkt bei beiden Versuchsanordnungen dieselbe Keimzahl vorhanden ist. Die Abb. 10 gibt einen Hinweis auf das Ausmaß der Abhängigkeit von der Wachstumsgeschwindigkeit. Die gleiche Konzentration Bacitracin wirkt bei langsamer Vermehrung eben noch bakteriostatisch, während sie bei rascher Generationsfolge die Keime abtötet.

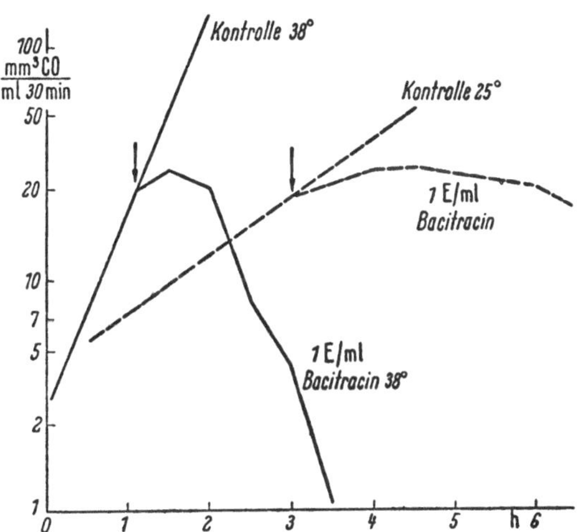

Abb. 10. Die Wirkung von Bacitracin auf langsam und auf schnell wachsende Staphylokokken. Steuerung der Wachstumsgeschwindigkeit durch unterschiedliche Temperatur, Wachstum bestimmt als mm³ CO_3 pro 30 min (nach KLEIN 1957)

6. Die Bedeutung der Resistenzrate

Für Antibiotica mit Ein-Schritt-Resistenz (siehe Kapitel Resistenz) sind bei hohen Einsaatdichten oft negative Testresultate zu erwarten. Werden z. B. im Verdünnungsreihentest mit Grisein oder Ferrimycin mehr als 10 000 Keime eingesät, so resultiert nur noch eine Wachstumsverzögerung (Abb. 11, Versuche mit Grisein; Abb. 12, Versuche mit Ferrimycin). Für Streptomycin liegen die Werte über 10^9, also Einsaatmengen, die nur in Spezialfällen erreicht werden.

Wie die Abb. 11 und 12 zeigen, bewirken die Antibiotica Grisein und Ferrimycin eine Auswahl der vorhandenen resistenten Zellen. Werden mehr als 10^4—10^5 Keime eingesät, so resultiert nur noch eine Verzögerung im Wachstum der Population.

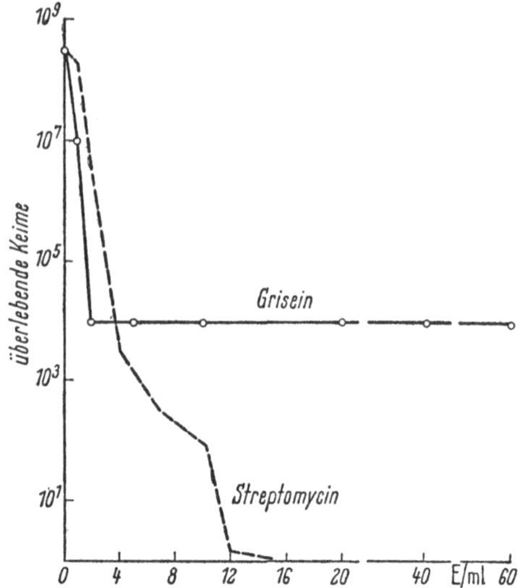

Abb. 11. Einfluß von Grisein und Streptomycin auf *Escherichia coli*. Bei Grisein überleben 10⁴ Keime unabhängig von der Grisein-Dosis (nach Reynolds und Waksman 1948)

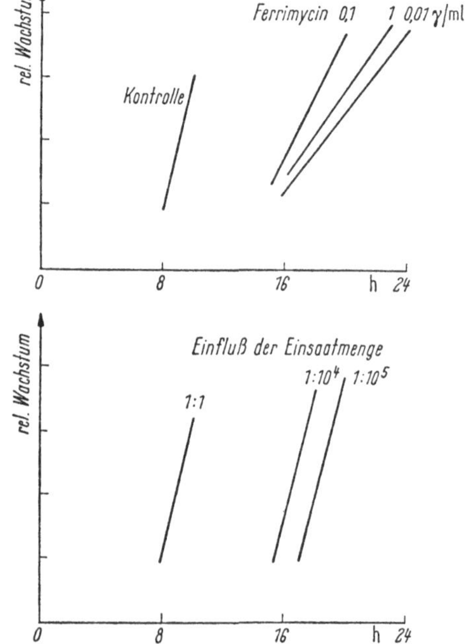

Abb. 12. Oben: Die Wirkung von verschiedenen Dosen von Ferrimycin auf das Wachstum von *Bacillus subtilis*. Unten: Verschiebung der „Log"-Phase durch verdünnte Einsaat

B. Ausgewählte Standardmethoden

Die meisten der heute verwendeten Antibiotica-Testmethoden sind in der Durchführung einfach. Die Schwierigkeiten entstehen einmal bei der Reproduzierung der Ergebnisse und — wenn diese Schwierigkeiten überwunden sind — bei der Interpretation der Resultate. Die Einfachheit und scheinbare Übersichtlichkeit der Testanordnungen verleitet leicht zu unvorsichtigen und zu weitgehenden Schlüssen. Bei allen Tests sind die in Abschnitt III A genannten Faktoren zu berücksichtigen. Außerdem ist zu beachten, daß jeder Antibioticatest nur eine Momentaufnahme darstellt und daher nur die zur gegebenen Zeit vorhandenen, unter den gegebenen Bedingungen und gegen die eingesetzten Organismen wirkenden Stoffe erfaßt.

Die drei Versuchsanordnungen: Verdünnungsreihentest, Plattendiffusionstest und Agarverdünnungsstrichtest sind generell verwendbare Tests, und sie haben sich in der Antibioticaforschung als Routinetests bewährt.

1. Der Verdünnungsreihentest

Besser als eine Beschreibung gibt die Abb. 13 die Durchführung des Verdünnungsreihentests wieder. Die Auswertung des Tests erfolgt visuell nach 24 und 48 Std oder optisch durch Bestimmung der

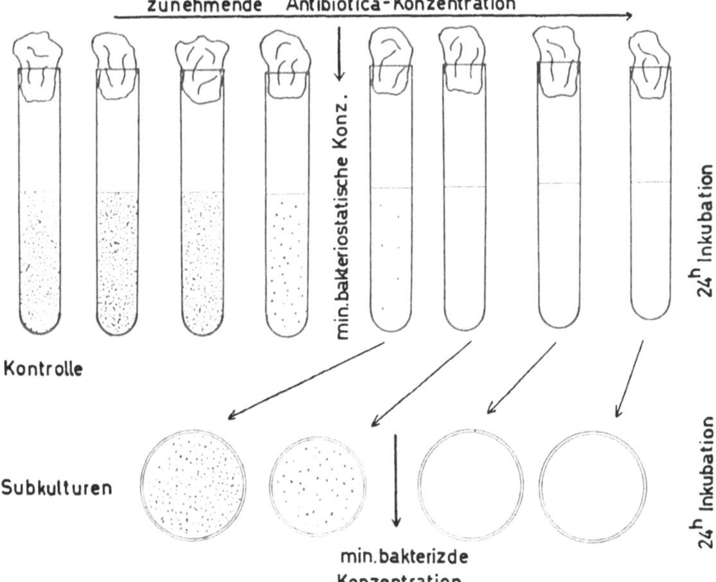

Abb. 13. Der Verdünnungsreihentest

Trübung. Bei der visuellen Auswertung sollen die Verdünnungsstufen nicht kleiner als 1 : 2 gewählt werden. Bei turbidimetrischer Auswertung sind kleinere Intervalle noch auswertbar. Bei der Auswertung des Verdünnungsreihentests ist zu beachten, daß der Übergang von ungehindertem Wachstum bis zu totaler Hemmung verschieden verläuft, je nach dem Antibioticum und dem Teststamm.

Die Gegenüberstellung der Vor- und Nachteile des Verdünnungsreihentests gibt das folgende Bild:

Vorteile:

1. Test gibt Auskunft über die absolute Wirkungshöhe.

2. Der Test ist sehr empfindlich, und die Empfindlichkeit kann durch dünne Einsaat und optische Auswertung noch gesteigert werden.

3. Durch Anlegen von Subkulturen ist ein Entscheid Bakteriostase-Bactericidie möglich.

Nachteile:

1. Großer Arbeitsaufwand.

2. Quantitative Auswertung, d. h. Antibioticagehaltsbestimmungen, schwierig.

3. Test ist sehr empfindlich gegen Infektionen, es können daher nur sterile Lösungen geprüft werden.

2. Der Plattendiffusionstest

Für den Plattendiffusionstest wird in Glasschalen mit völlig ebenem Boden eine gleichmäßig dicke Agarschicht gegossen. In diese Schicht oder auf diese Schicht werden die Testbakterien gebracht. Die einen ziehen es vor, die Bakterien direkt in die Grundschicht zu geben, da sich die Keime auf diese Weise leicht gleichmäßig verteilen lassen, die anderen bevorzugen das Aufbringen der Bakterien in einer zweiten Schicht. Beide Verfahren geben brauchbare Resultate — Bedingung bleibt in beiden Fällen die gleichmäßige, optimale Dichte der Keime. Je geringer die Einsaat, um so größer die Hemmhöfe, d. h. um so empfindlicher der Test. Wird aber eine bestimmte Einsaatdichte unterschritten, so entwickeln sich bei der Inkubation Einzelkolonien und damit sinkt die Ablesegenauigkeit stark ab. Auf die sorgfältig vorbereiteten Testplatten werden die Prüflösungen aufgebracht, wobei sich wiederum verschiedene Verfahren bewährt haben:

a) genaue Pipettierung in ausgestanzte Löcher,

b) genaue Pipettierung in aufgesetzte Glas- oder Metallzylinder,

c) Aufsetzen von mit der Prüflösung getränkten Porzellanzylindern,

d) Auflegen von mit der Prüflösung getränkten Filterpapierscheiben.

Die Genauigkeit ist im Verhältnis zum Arbeitsaufwand am größten mit standardisierten Filterpapierscheiben. Nach der Inkubation ergibt sich Abb. 14.

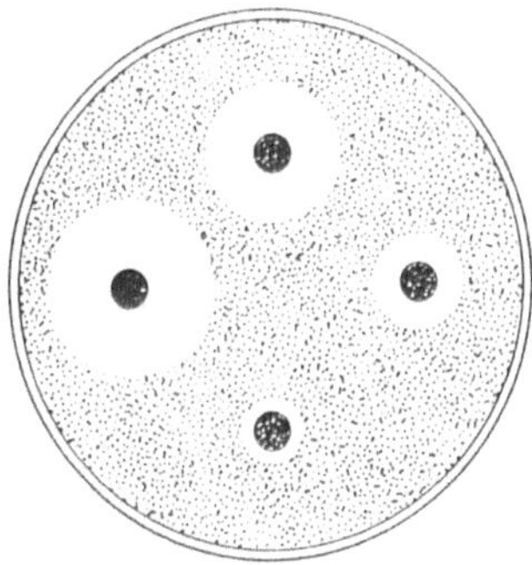

Abb. 14. Schematische Darstellung eines Plattendiffusionstests

Bei Einhaltung konstanter Versuchsbedingungen kann der Plattendiffusionstest leicht quantitativ ausgewertet werden. Der Test eignet sich daher für die mikrobielle Bestimmung von Antibioticakonzentrationen in Lösungen mit unbekanntem Gehalt eines bekannten Antibioticums. Der Zonendurchmesser ist unter sonst konstanten Bedingungen (Einsaatdichte, Agarzusammensetzung, Schichtdichte, Inkuba-

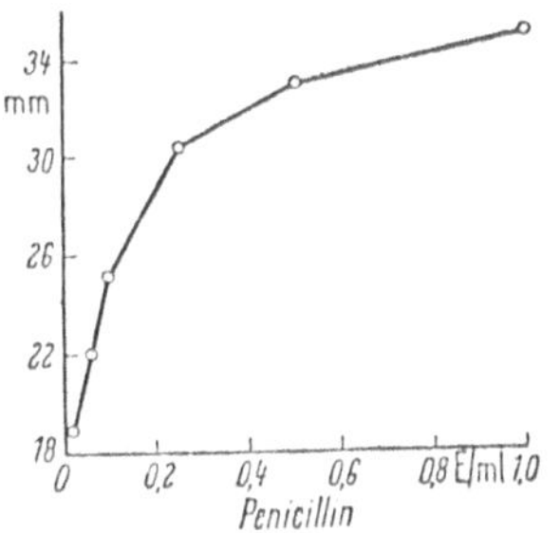

Abb. 15. Abhängigkeit des Zonendurchmessers von der Antibioticakonzentration. Konzentration linear aufgetragen. Wirkung von Penicillin auf *Bacillus subtilis*

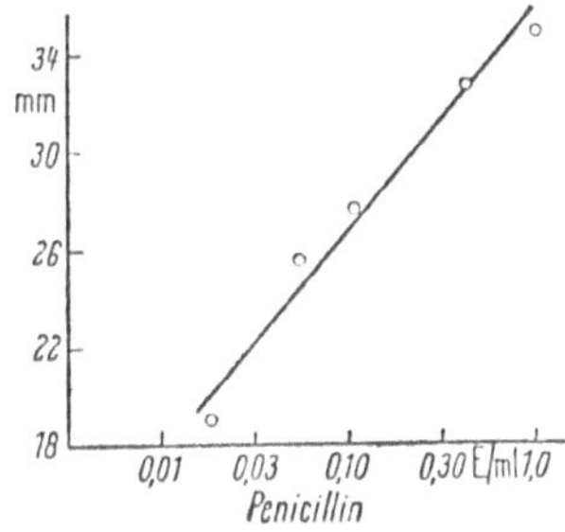

Abb. 16. Gleicher Versuch wie Abbildung 15, aber Antibioticakonzentration logarithmisch aufgetragen

tionszeit, gleiche Lösungsmittel für Test- und Vergleichssubstanzen) proportional dem Logarithmus der Antibioticakonzentration. Die Abb. 15 und 16 zeigen die Resultate eines quantitativen Tests mit verschiedenen Konzentrationen von Penicillin. In der Abb. 15 ist die Antibioticakonzentration linear aufgetragen, in der Abb. 16 logarithmisch. Voraussetzung für brauchbare Resultate bei der quantitativen Auswertung des Plattendiffusionstests sind einerseits gut standardisierte Versuchsbedingungen und andererseits die Durchführung mehrerer Wiederholungen, da die Fehler beim Plattendiffusionstest rasch sehr groß werden zufolge der Abhängigkeit des Zonendurchmessers vom Logarithmus der Antibioticakonzentration. Die Auswertung der Tests kann auf zwei Arten erfolgen:

a) mit Hilfe einer in jedem Versuch neu bestimmten Standardkurve,

b) durch Berechnung mit nachstehender Formel.

Formel für die quantitative Auswertung des Plattendiffusionstests:

Konzentration des Antibioticums in der Prüflösung in % des mitgeprüften Standards

$$K = 100 \cdot V^{\dfrac{(P_1 + P_2) - (S_1 + S_2)}{(P_1 - P_2) + (S_1 - S_2)}}$$

$$\log K = 2 + \log V \cdot \dfrac{(P_1 + P_2) - (S_1 + S_2)}{(P_1 - P_2) + (S_1 - S_2)}$$

P_1 = Summe der Hemmhöfe in mm der Prüflösung,

P_2 = Summe der Hemmhöfe in mm der um V verdünnten Prüflösung,

S_1 = Summe der Hemmhöfe in mm der Standardlösung,

S_2 = Summe der Hemmhöfe in mm der um V verdünnten Standardlösung,

V = Verdünnung.

Nachstehend sind die Vor- und Nachteile des Plattendiffusionstests einander gegenübergestellt:

Vorteile:

1. Der Arbeitsaufwand ist gering.

2. Leichte quantitative Auswertung mit einer Genauigkeit bis ± 10%.

3. Geringe Infektionsanfälligkeit.

Nachteile:

1. Test weniger empfindlich als der Verdünnungsreihentest.

2. Nur relative Werte im Vergleich zu einer Standardprobe.

3. Kein Entscheid ob Wirkung bakteriostatisch oder bactericid.

3. Der Agar-Verdünnungsstrichtest (AVS-Test)

Die Vor- und Nachteile des Verdünnungsreihen- und des Plattendiffusionstests in neuer Kombination bringt der Agarverdünnungsstrichtest. Neu ist bei diesem Test, daß schon in der Grundanordnung gleich mehrere Keime geprüft werden können. Der Test wird wie folgt durchgeführt:

In Petrischalen wird eine Antibioticaverdünnungsreihe hergestellt, mit Intervallen von 1 : 10. Auf den erstarrten Agar werden pro Platte in der aus Abb. 17 ersichtlichen Anordnung verschiedene Testbakterien ausgestrichen. Die Auswertung erfolgt nach 24stündiger Inkubation visuell im Vergleich zu einer Antibiotica-freien Kontrolle. In der Abb. 17 ist ein Agarverdünnungsstrichtest mit Erythromycin und 7 verschiedenen Keimen wiedergegeben.

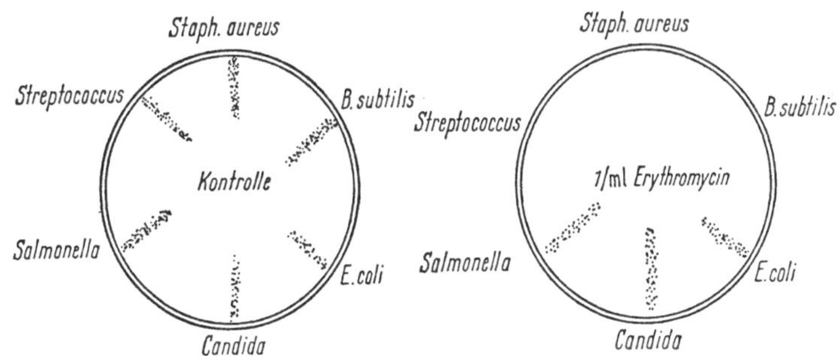

Abb. 17. Agar-Verdünnungsstrichtest. Links: Kontrolle ohne Antibioticum. Rechts: 1 mg/ml Erythromycin im Agar

Ein Vergleich der Vor- und Nachteile dieses Tests ergibt das folgende Bild:

Vorteile:

1. Test gibt Auskunft über die absolute Wirkungshöhe.

2. Weniger infektionsanfällig als der Verdünnungsreihentest.

3. Rasch ein ganzes Spektrum von Keimen prüfbar.

Nachteile:

1. Empfindlichkeit ist gering, nur ca. $^1/_{10}$ des Verdünnungsreihentests.

2. Die Genauigkeit ist klein, da nur Verdünnungen von 1 : 10 verwendet werden können.

C. Spezielle Testverfahren

Die nachstehend aufgeführten Testmethoden stellen nur eine kleine Auswahl der Möglichkeiten dar. Die Tests wurden entwickelt, um ganz bestimmte Fragen auf möglichst einfache Weise zu lösen. Sie sind als Beispiele gedacht, die zeigen sollen, wie in der Mikrobiologie mit sehr einfachen Methoden komplizierte Fragen angepackt werden können. Neben der Auffindung einfacher Testanordnungen stellt sich aber immer das Problem des Aussagewertes der Resultate, d. h. der Grenzen der Testanordnung.

1. Der Agar-Querstrichtest

Für die Suche nach neuen Antibiotica aus Actinomyceten wurde ein Test gefordert, der erlaubt, auf einfache Weise einen Actinomyceten-Stamm auf die Bildung von Antibiotica zu prüfen, wobei gleich von Anfang an ein ganzes Spektrum von Testorganismen eingesetzt werden soll. Im Agar-Querstrichtest liegt eine Versuchsanordnung vor, die alle diese Forderungen erfüllt. Auf eine Petrischale mit Nähragar wird ein Strich des zu prüfenden Actinomyceten quer über die ganze Platte geimpft. Die Platte wird darauf 3—10 Tage bei der für den Actinomyceten optimalen Temperatur bebrütet. Sobald der Actinomycet kräftig gewachsen ist, werden quer zu diesem Strich verschiedene Bakterien aufgetragen. Pro Platte können bis zu 10 Testkeime aufgebracht werden. Die Platte wird erneut inkubiert, diesmal bei der für die Bakterien optimalen Temperatur. Nach dieser zweiten Inkubation ist die Platte sehr einfach auszuwerten: Bildet der Actinomycet ein Antibioticum, dann wachsen die empfindlichen Testkeime nicht mehr im Bereich des Striches mit dem Actinomyceten. Die Abb. 18 zeigt einen derartigen Versuch mit einem Erythromycin-bildenden Stamm von *Streptomyces erythraeus*.

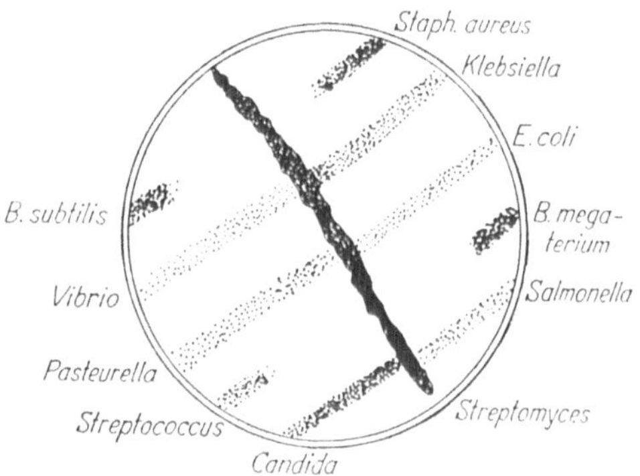

Abb. 18. Agar-Querstrichtest mit *Streptomyces erythraeus*

Der Agar-Querstrichtest besticht durch seine Einfachheit und Übersichtlichkeit. Mit geringem Aufwand können rasch viele Actinomyceten auf die Bildung von Antibiotica gegen ein ganzes Spektrum von Testkeimen geprüft werden. Fremdinfektionen stören wenig und können leicht eliminiert werden. Trotzdem wurde der Test in den letzten Jahren aus den folgenden Gründen nur noch selten eingesetzt: Was mit Hilfe dieses Tests an neuen Antibiotica aufzufinden ist, wurde bereits gefunden. Neue Substanzen sind nur noch unter einem großen Haufen bereits bekannter Verbindungen auffindbar. Die Übertragung der Resultate aus dem Agar-Querstrichtest auf die Submerskultur und den Plattendiffusionstest bereitete oftmals Mühe, und nicht zuletzt zwingt die Beschränkung, für den Actinomyceten und die Testkeime den gleichen Nährboden zu verwenden, auf andere Methoden umzustellen. Nährböden, auf denen die Testkeime gut gedeihen, sind oft schlechte Substrate für die Antibioticabildung durch Actinomyceten.

2. Der Kreuztest

Die Wirkung von Antibiotica wird durch zahlreiche Stoffe beeinflußt. Diese Beobachtung und die häufige Verwendung von Antibiotica-Kombinationen rufen nach einem Test, der erlaubt, bei geringem Arbeitsaufwand die Wirkung von 2 Substanzen auf einen bestimmten Organismus rasch abzuklären. Die klassischen Tests, Verdünnungsreihentest und Plattendiffusionstest sind für diese Zwecke wenig geeignet, da der Arbeitsaufwand viel zu groß ist. Im Kreuztest steht eine Versuchsanordnung zur Verfügung, die gestattet, mit geringem Arbeitsaufwand die Wirkung von 2 Substanzen in Kombination zu prüfen. Verwendet werden die gleichen Testplatten wie im Plattendiffusionstest. Die Lösungen werden aber auf Filterpapierstreifen, die

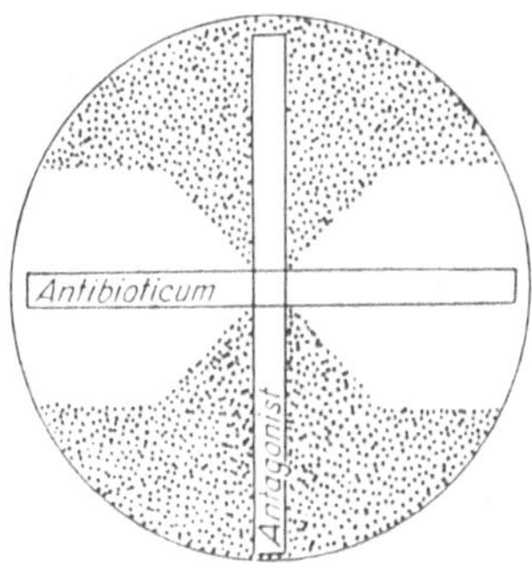

Abb. 19. Kreuztest mit Ferrimycin und Ferrioxamin B mit *Bacillus subtilis* als Testorganismus. Bild einer kompetitiven Enthemmung

quer zu einander gelegt werden, aufgetragen. Im Bereich der Kreuzstelle der beiden Streifen treten alle möglichen Kombinationen der beiden Stoffe auf. Durch Übertragung der Erfahrungen mit dem Plattendiffusionstest kann der Kreuztest ebenfalls relativ einfach quantitativ ausgewertet werden. In der Abb. 19 ist ein Test mit Ferrimycin und Ferrioxamin B wiedergegeben. Die Abbildung zeigt das Bild einer kompetitiven Aufhebung der Antibioticawirkung. Die Grenze bei der Einschnürungsstelle ist eine gerade Linie — der geometrische Ort aller Punkte mit dem gleichen Konzentrationsverhältnis Antibioticum-Metabolit, dem Konzentrationsverhältnis, das gerade noch ein Wachstum der Testkeime erlaubt.

Nicht geeignet ist diese Testanordnung für die Prüfung auf synergistische Wirkung. Ein Antagonismus, vor allem ein kompetitiver, erstreckt sich meist über einen weiten Konzentrationsbereich beider

Stoffe, ein Synergismus dagegen nicht. Eine Steigerung der antibiotischen Wirkung um den Faktor 3—10 ist bereits außerordentlich viel — im Kreuztest ist aber eine derartige Steigerung noch kaum sicher erfaßbar. Die Hemmstrecke ist proportional dem Logarithmus der Konzentration, und damit steigt die Hemmstrecke auch bei einem Synergismus der beiden Substanzen nur wenig an.

3. Der Streifengradient-Test

Besteht die Aufgabe, zu einem gegebenen Antibioticum einen Stoff zu suchen, der die Wirkung des Antibioticums potenziert, so bietet sich der Streifengradient-Test als Methode der Wahl an. Der Test wird wie folgt durchgeführt:

1. In Petrischalen, die schräg gestellt werden, wird eine Agarschicht ohne Antibioticum eingegossen, in der Weise, daß die Schicht auf der einen Seite am Rande der Platte eben ausläuft. Nach dem Erstarren der Agarschicht wird die Platte plan gestellt und eine zweite Agarschicht, die das Antibioticum enthält, darüber geschichtet. Auf der einen Seite ist praktisch nur Agar plus Antibioticum enthalten, auf der gegenüberliegenden Seite nur Agar ohne Antibioticum. In Vorversuchen muß die Antibioticakonzentration bestimmt werden, die den Keimen noch erlaubt, von der Antibiotica-armen Seite her bis ungefähr zur Mitte zu wachsen.

2. Auf diese Gradienten-Platte wird eine Schicht von Bakterien aufgebracht und die Platte sorgfältig getrocknet.

3. Quer zum Antibiotica-Gradienten wird auf einem schmalen Papierstreifen die zweite Substanz aufgebracht.

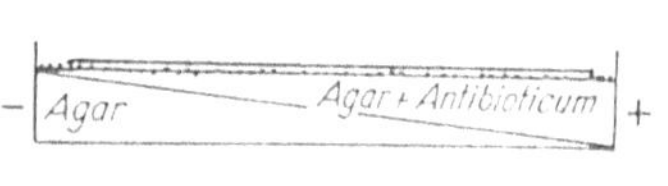

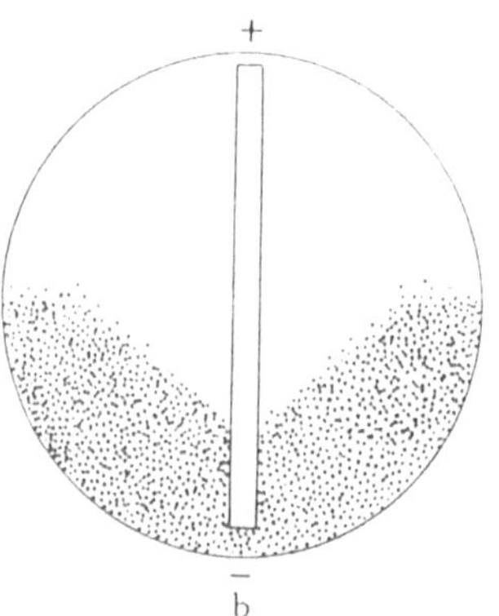

Abb. 20 a u. b. Der Streifengradient-Test. a Anordnung des Tests. b Schematische Wiedergabe eines Versuches mit Lankacidin im Agar, Lankamycin auf dem Streifen und *Staphylococcus aureus* als Test-Organismus. (Bild einer Potenzierung der Antibioticawirkung)

In der Abb. 20 ist einerseits die Herstellung der Platten nochmals angegeben und schematisch das Bild einer Potenzierung der Wirkung des Antibioticums in der Platte durch den zweiten Stoff, der selbst keine antibiotische Wirkung besitzt, dargestellt. Ein solches Bild ergibt sich mit Lankacidin im Agar, Lankamycin auf dem Streifen und *Staphylococcus aureus* als Testorganismus. Die gleiche Anordnung kann verwendet werden, um den Einfluß anderer Faktoren auf die Antibioticawirkung zu prüfen, z. B. durch Anlegung eines pH-Gradienten den Einfluß der Wasserstoffkonzentration. Der Test spricht auf eine Beeinflussung der antibiotischen Wirkung leicht an, da der Antibioticawirkung ein linearer Gradient zugrunde liegt. Umgekehrt ist die Interpretation der Versuche erschwert, da sich der lineare Gradient in der Grundschicht und die allfällige Hemmstrecke des zweiten Stoffes — sie ist proportional dem Logarithmus der Konzentration — überlagern.

4. Tests im Zusammenhang mit der Erfassung einer allfälligen Antitumor-Wirkung

Die Suche nach Antitumor-Stoffen ist zu dem großen Thema der Antibioticaforschung geworden. Gesicherte Beziehungen zwischen der gesuchten Antitumor-Wirkung am Menschen und irgendwelchen in vitro-Methoden bestehen vorläufig nicht. Um so größer ist die Zahl der möglichen Phänomene, die zur Erfassung einer allfälligen Antitumor-Wirkung herangezogen werden. Im Rahmen dieser knappen Darstellung können unmöglich alle gemachten Vorschläge aufgezeigt werden. Als Illustration für die Behauptung, daß in der Mikrobiologie noch mit sehr einfachen, ja primitiven Versuchen wesentliche Aussagen zu gewinnen sind, sollen 3 Tests angeführt werden:

a) Test mit atmungsgeschädigten Mikroorganismen,

b) Test auf mutagene Wirkung mit einem Streptomycin-abhängigen Stamm,

c) Test auf mutagene Wirkung mit Phagen.

a) Test mit atmungsgeschädigten Zellen. Nach den Untersuchungen von WARBURG unterscheidet sich die Tumorzelle von den Zellen gesunder Gewebe durch ein verändertes Verhältnis von Atmung zu Gärung. Ob diese Änderung Ursache oder Folge des entarteten Wachstums ist, spielt für das Verständnis der Testanordnung keine Rolle. Verschiedene Forscher stellten sich die Aufgabe, nach Stoffen zu suchen, die Stämme mit hohem Anteil der Gärung am Stoffwechsel stärker hemmen als solche mit einem geringen Anteil der Gärung, in der Annahme, daß solchen Stoffen dann eine Antitumor-Wirkung zukommen könnte. Die großen Unterschiede in der Antibiotica-Empfindlichkeit von Stamm zu Stamm verbieten, für derartige Versuche verschiedene Mikroorganismen heranzuziehen, da dann nicht unterschieden werden kann zwischen gesuchtem Effekt — stärkere Hemmung von Stämmen mit hohem Anteil der Gärung — und stammspezifischen Unterschieden in der Empfindlichkeit.

GAUSE suchte nun nach atmungsgeschädigten Mutanten innerhalb einer gut untersuchten Population von Staphylokokken. Die durch mutagene Mittel erzeugten Mutanten verwendete er im Vergleich zu den normalen Ausgangsstämmen für die Suche nach Stoffen, welche atmungsgeschädigte Mikroorganismen stärker hemmen als solche mit intakter Atmung. In der Abb. 21 ist ein Versuch mit atmungsgeschädigten Staphylokokken und Actinomycin in einem Gradienten-Test wiedergegeben. Es gelang GAUSE zu zeigen, daß verschiedene Antibiotica, für die eine Antitumor-Wirkung nachgewiesen ist, seine atmungsgeschädigten Staphylokokken stärker hemmen als die Ausgangsstämme.

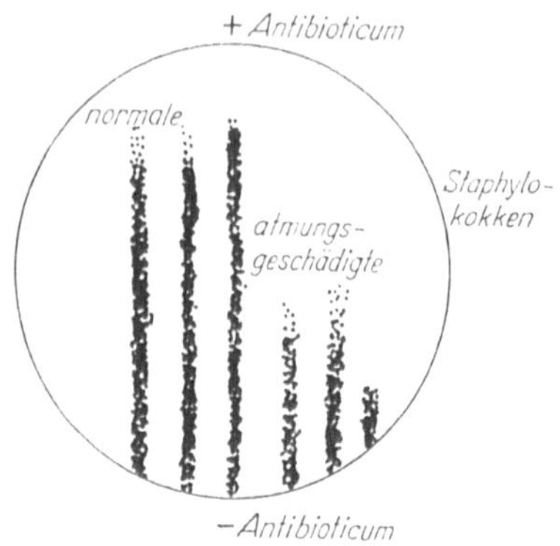

Abb. 21. Gradienten-Test mit Actinomycin und atmungsgeschädigten Staphylokokken im Vergleich zu normalen Ausgangsstämmen (nach GAUSE 1960)

b) Test auf mutagene Wirkung mit einem Streptomycin-abhängigen Stamm. Die Beobachtung, daß praktisch alle Agentien, denen eine Antitumor-Wirkung zukommt, auch eine mutagene Wirkung aufweisen, hat UMEZAWA dazu geführt, den Spieß umzudrehen und einmal nach Substanzen mit mutagener Wirkung zu suchen. Der Nachweis einer mutagenen Wirkung mit den klassischen Methoden der Genetik ist aber außerordentlich zeitraubend und kommt für eine ausgedehnte Sucharbeit nicht in Frage. Wird nun auf eine Platte mit Nähragar ein Streptomycin-abhängiger Mikroorganismus in hoher Dichte ausgesät, so vermag er auf dieser Platte nicht zu wachsen. Wenn auf eine derartige Platte mutagene Stoffe aufgebracht werden, in einer Weise, wie sie im Plattendiffusionstest üblich ist, dann diffundieren diese Stoffe in den Agar hinaus und lösen dort Mutationen aus. Finden sich unter den Mutanten solche, die wieder ohne Streptomycin zu wachsen vermögen, dann können sie sich vermehren und werden als kleine Kolonien sichtbar. Im Umkreis eines mutagenen Mittels werden sich deutliche, wenn auch unscharfe Wachstumszonen bilden, von Kolonien, die von Streptomycin-abhängig zu Streptomycin-unabhängig mutiert haben.

c) Test auf mutagene Wirkung mit Phagen. Dem Test liegt die gleiche Überlegung zugrunde, wie dem Test mit dem Streptomycin-abhängigen Stamm, nur daß eine andere Anordnung für die Erfassung einer mutagenen Wirkung vorliegt. Geprüft wird die Mutation: Übergang eines temperierten Phagen zu einem lysogenen Phagen. Der Test wird auf die folgende Weise durchgeführt: Zu einer Bakterienkultur, die einen temperierten Phagen trägt und sich zu Beginn der Log-Phase befindet, wird eine sterile Lösung des zu prüfenden Stoffes gegeben. Im Photometer wird der weitere Verlauf des Wachstums kontrolliert. 3 Fälle können an Hand der gewonnenen Wachstumskurven unterschieden werden:

a) Die Prüflösung zeigt keine Wirkung, die Bakterienkultur wächst völlig normal weiter.

b) Die Prüflösung besitzt eine mutagene Wirkung. Hier wird die Kultur noch eine Zeitlang weiter wachsen, bis sich die lysogen gewordenen Phagen so stark vermehrt haben, daß zunehmend mehr Zellen lysiert werden und die Kultur ganz aufhellt.

c) Die Prüflösung besitzt eine antibiotische Wirkung, dann wird die Wachstumskurve rasch umknicken und je nach der Stärke der antibiotischen Wirkung nicht mehr oder nur noch langsam steigen.

In der Abb. 22 sind diese 3 Fälle schematisch dargestellt.

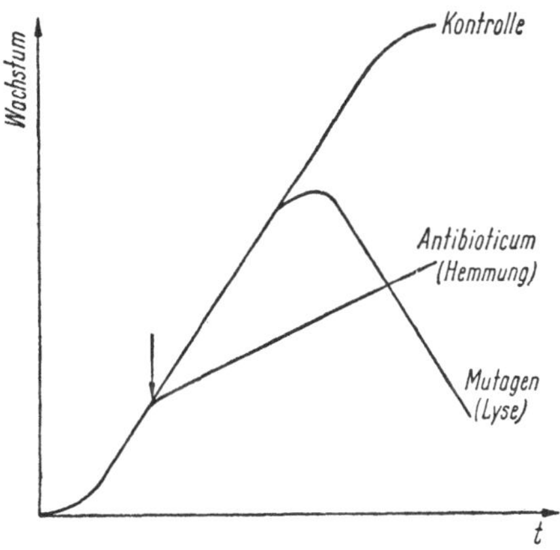

Abb. 22. Nachweis einer mutagenen Wirkung mit Hilfe von temperierten Phagen

Literatur

Antibioticabestimmung und Testmethoden

GROVE, D. C., and W. A. RANDALL: Assay methods of antibiotics. Antibiotic monographs 2. Medical Encyclopedia. New York 1955.

KAVANAGH, F.: Analytical microbiology. New York: Academic Press 1963.

KLEIN, P.: Bakteriologische Grundlagen der chemotherapeutischen Laboratoriumspraxis. Berlin-Göttingen-Heidelberg: Springer 1957.

IV. Antibiotica-Biogenese

Aufgabe von Biogenese-Studien ist es, den Weg der Synthese eines Naturstoffes aufzuzeigen — im Falle der Antibiotica den Weg vom Nährlösungsbestandteil bis zum vollständigen Antibioticum-Molekül. Ein „praktischer" Gewinn solcher Studien kann in 3 Richtungen erwartet werden:

a) Die Suche nach Antibiotica-Vorstufen (Precursor) muß auf Überlegungen zur Antibiotica-Biogenese beruhen, wenn ein Erfolg erzielt werden soll.

b) Die Biogenese gibt Einblick in die Funktion des Antibioticums im Stoffwechsel des Produzenten. Die Biogenese eines Antibioticums folgt meist über ein großes Stück dem Syntheseweg eines primären Metaboliten. Das Antibioticum wird aber, im Gegensatz zum primären Stoffwechselprodukt nicht sofort weiter umgewandelt; es reichert sich an bis zu Konzentrationen, die es erlauben, den Stoff relativ leicht zu isolieren. Die Konzentration des primären Metaboliten bleibt auch bei großen Syntheseraten klein, und der Stoff kann deshalb oft nicht erfaßt werden. Unter den Antibiotica finden sich noch zahlreiche Stoffe, für die bisher keine „Analoge" des primären Stoffwechsels bekannt sind. Es bleibt die Frage, ob nicht über den Umweg der Antibiotica-Biogenese neue primäre Stoffwechselprodukte auffindbar sind?

c) Ein Antibioticum steht nicht nur in bezug auf die Biogenese, sondern auch in bezug auf die Wirkungsweise mit dem primären Stoffwechsel im Zusammenhang. Davon läßt sich die Frage ableiten, wie weit das Verständnis der Biogenese eines Antibioticums bei der Aufklärung der Wirkungsweise hilft.

Antibiotica sind sekundäre Metaboliten, sie unterscheiden sich für den Antibotica-Produzenten nicht von einem inaktiven sekundären Metaboliten. Die Bildung eines sekundären Metaboliten umfaßt:

a) Die Aufnahme eines Substrates und seine Umwandlung durch übliche Reaktionsmechanismen in ein Intermediärprodukt des allgemeinen Stoffwechsels.

b) Die Verknüpfung intermediärer Stoffwechselprodukte auf ungewöhnliche Weise, wobei zur Hauptsache die gleichen Mechanismen angewendet werden wie im allgemeinen Stoffwechsel und nur wenige Schritte spezifisch sind für die Synthese sekundärer Metaboliten (Bu'Lock 1961).

Besitzt ein Organismus einmal die Möglichkeit, einen sekundären Metaboliten zu bilden, so wird in der Regel nicht nur ein derartiger Stoff, sondern ein ganzes Spektrum von sekundären Metaboliten produziert. Die ungewöhnliche Verknüpfung primärer Stoffwechselprodukte wird sogleich an einer Reihe von Fällen durchgespielt. Als

Beispiele für diese Behauptung können aus dem Gebiet der Antibiotica angeführt werden:

a) Die Actinomycine. Jeder bisher gefundene Actinomycinproduzent bildet mehrere Actinomycine, die das gleiche Phenoxazon-Chromophor, aber verschiedene Peptidketten enthalten.

b) Die Anthracycline. Bei dem Rhodomycinbildner *Streptomyces purpurascens* Lindenbein findet man in den Kulturen eine reiche Auswahl verschiedener Rhodomycine, die sich teils im Aglykon, teils aber auch in den Zuckerkomponenten unterscheiden. Dasselbe gilt für *Streptomyces galilaeus* einem Pyrromycin-Produzenten.

c) Die Polymyxine. *Bacillus polymyxa* produziert ein kaum aufzutrennendes Gemisch nahe verwandter Polypeptid-Antibiotica.

Die Liste könnte weiter fortgesetzt werden mit Makrolid-Antibiotica, den Streptothricinen, den Purin-Antibiotica usw., in fast allen Fällen wird nicht nur ein Stoff, sondern ein ganzes Gemisch von sekundären Metaboliten gebildet. Die Feststellung kann auch auf sekundäre Pflanzenstoffe höherer Pflanzen ausgedehnt werden, der Hinweis auf die große Zahl verschiedener Alkaloide innerhalb einer einzelnen Pflanze muß als Illustration genügen.

Mit Hilfe der Isotopentechnik gelingt es relativ leicht, die Herkunft der einzelnen Bauelemente eines Antibioticums nachzuweisen; schwieriger gestaltet sich die Sicherstellung von Zwischenstufen der Synthese. Für das Studium der Biogenese werden den Mikroorganismen markierte Nährlösungsbestandteile angeboten, das Antibioticum dann isoliert und die Verteilung der Radioaktivität im Antibioticum studiert. Dabei sind 2 Punkte besonders zu beachten:

a) Durch die enge Verknüpfung des intermediären Stoffwechsels werden ganz verschiedene Stoffe ineinander übergeführt. Der Einbau einer bestimmten Verbindung bedeutet daher noch nicht, daß diese Verbindung als solche unverändert eingefügt wird.

b) Die Versuche werden meist mit intakten Zellen durchgeführt, so daß noch die ganze Permeabilitätsfrage mitspielt.

Die Bauelemente der Antibiotica, deren Biogenese aufgeklärt werden konnte oder für die plausible Hypothesen vorliegen, stammen aus folgenden Quellen:

1. Fettsäurestoffwechsel (Acetat und Propionat),
2. Aminosäurestoffwechsel,
3. Zuckerstoffwechsel,
4. Purin- und Pyrimidinstoffwechsel,
5. Methylgruppen aus dem Methyl-„Pool".

Bei vielen Antibiotica sind Bausteine aus verschiedenen Quellen zusammengefügt. Eine Besprechung der Antibiotica nach der Quelle der Bausteine gibt daher ein falsches Bild.

A. Niedere Fettsäuren als biogenetische Einheiten von Antibiotica

Durch stufenweise Kondensation von Acetat (resp. Acetyl-Coenzym A) werden Poly-β-Ketosäuren gebildet. BIRCH wies nach, daß durch derartige „Kopf-Schwanz"-Verknüpfung aus Acetat komplizierte Naturstoffe aufgebaut werden können. Der Aufbau der Poly-β-Ketosäuren wurde durch LYNEN aufgeklärt. In der Abb. 23 ist der Aufbau der Poly-β-Ketosäuren schematisch dargestellt. Der Aufbau erfolgt aber nicht an das frei vorhandene Acetyl-Coenzym A, sondern gebunden an Enzyme.

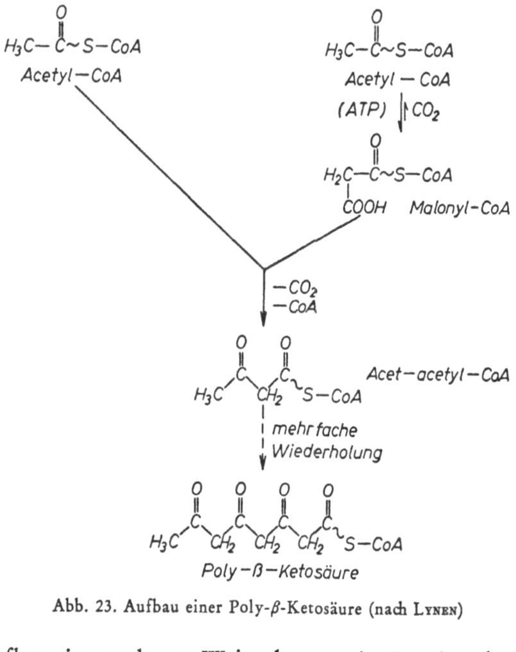

Abb. 23. Aufbau einer Poly-β-Ketosäure (nach LYNEN)

Ein Aufbau in analoger Weise kann mit Propionyl-Coenzym A angenommen werden, wobei durch Anlagerung von CO_2 das Methylmalonyl-Coenzym A entsteht. Der Aufbau einer längeren Kette aus Propionateinheiten spielt bei den Makrolid-Antibiotica eine Rolle (siehe S. 38).

Nicht durch „Kopf-Schwanz"-Verknüpfung, aber auch aus Acetat aufgebaut wird die Mevalonsäure. Sie ist als Baustein verschiedener Antibiotica nachgewiesen, bisher allerdings hauptsächlich für Antibiotica aus Pilzen. Das überrascht, denn Mevalonsäure spielt sicher auch bei anderen Organismen eine Rolle, und es ist schwer verständlich, weshalb nur in dieser Gruppe von der Mevalonsäure abgeleitete sekundäre Metaboliten vorkommen sollen.

Als Beispiele für Antibiotica, die ganz oder vorwiegend aus Acetat resp. Propionat aufgebaut werden, sind nachfolgend dargestellt:

1. Alternariol,
2. Atrovenetin,
3. Griseofulvin,
4. Curvularin,
5. Makrolide und verwandte Antibiotica,
6. Tetracycline.

1. Das Alternariol

Aus 7 Acetat-Einheiten baut *Alternaria tenuis* Nees über die angenommene und in der Abb. 24 wiedergegebene Poly-β-Ketosäure das Alternariol auf. Außer den Kohlenstoffatomen der Essigsäure sind keine anderen C-Atome beteiligt. Die Lage der Sauerstoffunktionen im Alternariol entspricht vollständig derjenigen in der Essigsäure, die als Ausgangsmaterial für die Synthese dient.

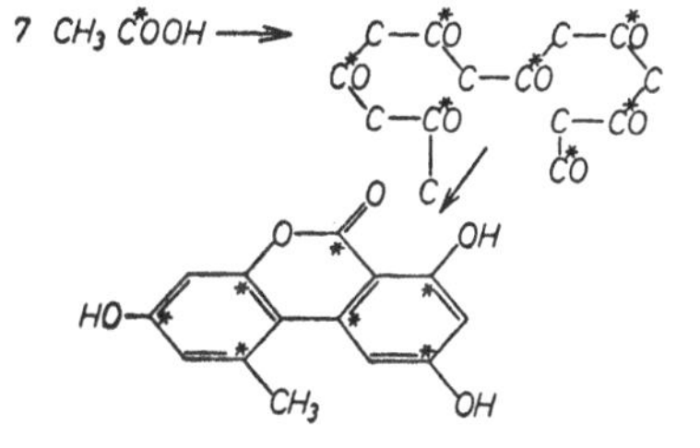

Abb. 24. Der Aufbau des Alternariols aus Acetat. * C^{14}-markiertes Atom (nach Thomas 1959, 1961)

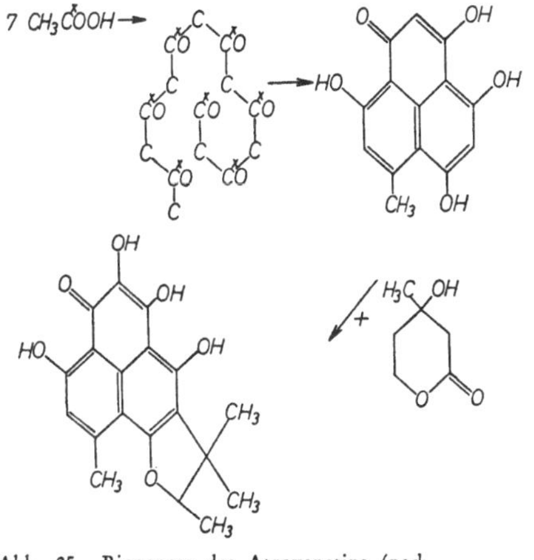

Abb. 25. Biogenese des Atrovenetins (nach Whalley 1963)

2. Das Atrovenetin

Penicillium atrovenetum Smith synthetisiert aus 7 Acetat-Einheiten eine Poly-β-Ketosäure und kondensiert diese zu einem Perinaphtenon. An das Naphtenon wird Mevalolacton angefügt, so daß daraus das Atrovenetin entsteht. Das Acetat gelangt also auf 2 Wegen in das Atrovenetin, erstens über die normale Fettsäuresynthese und zweitens über den Umweg der Mevalonsäuresynthese. Die Abb. 25 zeigt den Aufbau des Atrovenetins.

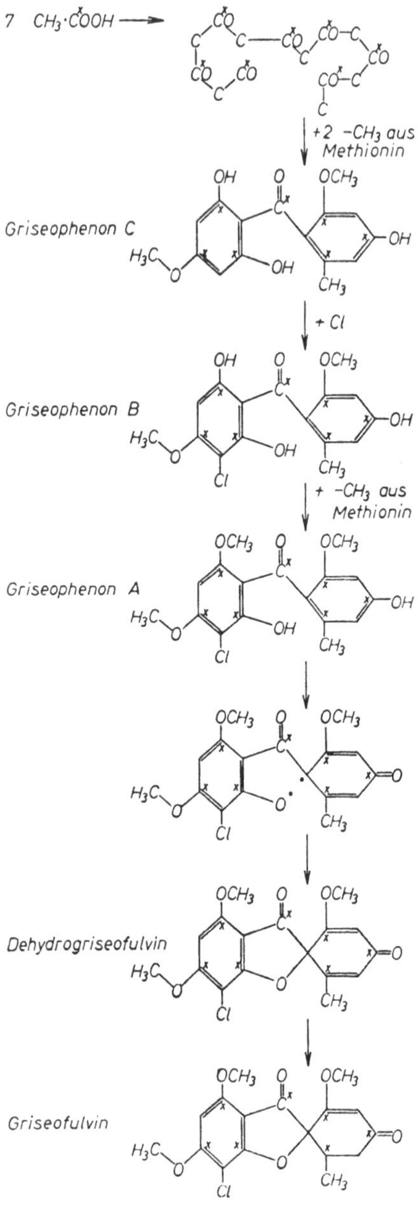

Abb. 26. Die Biogenese des Griseofulvins (Zusammenstellung nach RHODES 1963). (* C-Atome aus dem Carboxyl der Essigsäure)

3. Das Griseofulvin

In der Abb. 26 ist die Biogenese des Griseofulvins zusammengefaßt. Die ersten Stufen folgen wiederum dem normalen Aufbau einer Fettsäure bis zur 14gliedrigen Poly-β-Ketosäure. Durch Ringbildung, Chlorierung und Methylierung entsteht daraus das Griseofulvin. Das Griseofulvin wird durch verschiedene Stämme der Gattung *Penicillium* gebildet. Auch die chlorfreie Verbindung konnte als Stoffwechselprodukt aufgefunden werden, sie besitzt allerdings nur eine schwache antibiotische Wirkung. Unter dem Einfluß von Griseofulvin bilden empfindliche Pilze morphologisch veränderte Hyphen (Currling-Effekt), ohne das Wachstum ganz einzustellen. Die das Wachstum vollständig hemmende Konzentration liegt um etwa den Faktor 1000 höher als die noch Verkrümmungen bewirkende Konzentration.

Den gleichen Grundkörper wie das Griseofulvin besitzt das Erdin aus einem Stamm von *Aspergillus terreus* Thom. Die Fähigkeit, einen zum Griseofulvin oder einer verwandten Substanz führenden Syntheseweg einzuschlagen, ist innerhalb der *Aspergillales* relativ verbreitet — außerhalb dieser Reihe wurde er bisher nicht gefunden.

4. Das Curvularin

Obwohl das Curvularin keine antibiotische Wirksamkeit besitzt, soll es hier trotzdem aufgeführt werden. Das Curvularin, durch einen Stamm aus der Gattung *Curvularia* gebildet, steht biogenetisch in

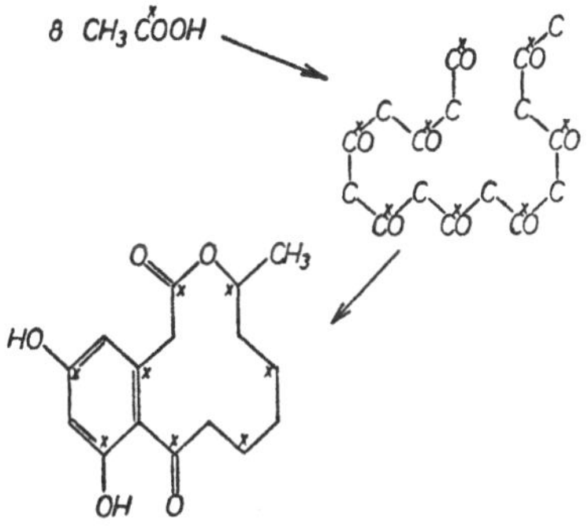

Abb. 27. Die Biogenese von Curvularin (nach WHALLEY 1963)

engem Zusammenhang mit den Makrolid-Antibiotica; es nimmt eine Mittelstellung ein zwischen den Makroliden und den Phenolen aus Pilzen. In der Abb. 27 ist die Biogenese des Curvularins zusammengefaßt. Das Kohlenstoffgerüst stammt vollständig aus Acetat. Neu ist beim Curvularin das Auftreten eines großen Lactonringes — hier ist die Cyclisierung auf halbem Wege stehen geblieben.

5. Die Makrolid-Antibiotica

Als Makrolid-Antibiotica wird eine Gruppe von *Streptomyces*-Antibiotica, die einen großen Lactonring und einen oder mehrere Zucker enthalten, bezeichnet. Mit Ausnahme des Lankamycins und des Chalkomycins ist immer mindestens 1 Zucker ein Di-methyl-amino-zucker. Im Abschnitt II (Tab. 1) sind die Zucker aus den Makrolid-Antibiotica zusammengestellt. Die Gruppe der Makrolid-Antibiotica umfaßt zur Zeit die folgenden Glieder:

a) chemotherapeutisch verwendete Makrolide:

Carbomycin, Erythromycin, Leucomycin, Oleandomycin, Spira-mycine, Tylosin;

b) Makrolide, die bisher keine chemotherapeutische Verwendung gefunden haben:

Acumycin, Angolamycin, Chalkomycin, Cirramycin, Griseomycin, Lankamycin, Methymycin, Miamycin, Narbomycin, Niddamycin, Pikromycin, Secazin, Tertiomycine, PA 108, 133A, 133B, 148.

Die Makrolide sind die zur Zeit zahlenmäßig größte Gruppe von gut charakterisierten Antibiotica, und ihre Zahl dürfte in der nächsten Zeit noch weiter zunehmen.

Um die Biogenese der Makrolide haben sich die Arbeitsgruppen von Birch, Corcoran und Grisebach erfolgreich bemüht. Die Lactonringe dieser Antibiotica werden ausschließlich (Erythromycin, Methymycin) oder vorwiegend (Carbomycin) aus niederen Fettsäuren aufgebaut. Es können dabei 2 Typen unterschieden werden:

1. Typ: Das Lacton besteht zur Hauptsache aus Propionateinheiten.
2. Typ: Die Acetateinheiten überwiegen im Lactonring.

Gut untersuchte Beispiele des ersten Typs sind Erythromycin und Methymycin, des zweiten Typs das Carbomycin.

In bezug auf die Biogenese der übrigen Makrolide, die noch wenig untersucht ist, darf angenommen werden, daß auch die Lactonringe dieser Makrolide ganz oder vorwiegend aus niederen Fettsäuren aufgebaut werden.

Erythromycin. In der Abb. 28 ist die Herkunft der Kohlenstoffatome des Erythromycins angegeben. Am Aufbau des Lactonringes sind sieben Propionateinheiten beteiligt. Bevor der Aufbau aus Propionateinheiten experimentell bewiesen war, wurde eine Diskussion geführt über die Herkunft der C-3 Einheiten. Birch nahm an, daß diese C-3 Einheiten aus dem Acetatstoffwechsel stammen und nachträglich durch Methylierung in C-3 Einheiten übergeführt würden. Demgegenüber stand die Hypothese von Woodward, nach der diese Einheiten direkt aus dem Propionat oder einer verwandten C-3 Einheit stammen. Corcoran und Grisebach wiesen übereinstimmend einen direkten Einbau des Propionats nach; sie fanden keinen Einbau von Acetat.

Methymycin. Der Lactonring des Methymycins besteht aus 5 Propionat-Einheiten und 1 Acetat-Einheit (Abb. 29).

Mit dem Methymycin sehr eng verwandt sind Pikromycin, Griseomycin und Narbomycin, wobei die Biogenese dieser Makrolide allerdings noch nicht untersucht ist. Wie das Methymycin enthalten diese Makrolide nur das Desosamin als einzigen Zucker. Für das Pikromycin darf wohl auch ein Aufbau aus 5 Propionat-Einheiten und nur 1 Acetat-Einheit angenommen werden, während beim Narbomycin ein solcher aus 6 Propionat-Einheiten und 1 Acetat-Einheit nahe liegt.

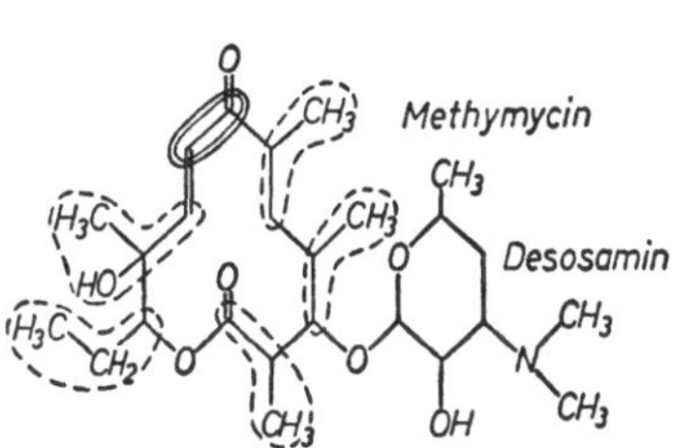

Abb. 28. Die Herkunft der Kohlenstoffatome des Erythromycins (nach Corcoran und Grisebach) — — — — Propionat-Einheiten (7 Stück). * Methylgruppen aus dem Methyl-Pool (Methionin)

Abb. 29. Die Herkunft des Lactonrings von Methymycin (nach Birch u. Mitarb. 1960) ====== Acetat (1mal) — — — — Propionat (5mal)

Carbomycin. In der Abb. 30 ist die Herkunft des gesamten Kohlenstoffgerüstes von Carbomycin wiedergegeben. Grisebach u. Mitarb. haben die Beteiligung folgender Bauelemente am Carbomycin mit Hilfe von ^{14}C-markierten Verbindungen nachgewiesen:

Acetat, 4 Acetat-Einheiten sind zu einem Stück des Lactonrings zusammengefügt, eine Acetat-Einheit ist als O-Acetyl vorhanden;

Propionat, 1 Einheit im Lactonring;

Methylgruppen aus Methionin, eine als O-Methyl am Lactonring, die übrigen in den Zuckern;

1 C-8 Stück, an dessen Aufbau Glucose, Acetat und/oder Bernsteinsäure beteiligt ist;

1 Isovaleriansäure-Seitenkette aus dem Leucin stammend;

Glucose, die beiden unverzweigten C-Gerüste der Zucker liefernd.

Am Aufbau des Carbomycins sind ausschließlich Bausteine beteiligt, wie sie in jeder Zelle vorkommen. Das Besondere liegt nicht in den Bausteinen, sondern in der Art der Verknüpfung.

Ein gleicher Aufbau kann für das Niddamycin (= Desacetylcarbomycin) angenommen werden. Die Makrolide Acumycin, Tylosin und Leucomycin stehen in bezug auf die Wirksamkeit und den chemischen Aufbau dem Carbomycin ebenfalls näher als dem Erythromycin.

Wenn man vom Gedanken ausgeht, daß die Synthese eines sekundären Metaboliten über weite Strecken dem normalen Weg der Synthese eines intermediären Stoffwechselproduktes folgt und die „Fehlsynthese" erst auf einer relativ späten Stufe beginnt, drängt sich die Frage auf, welches intermediäre Stoffwechselprodukt den Makroliden entspricht.

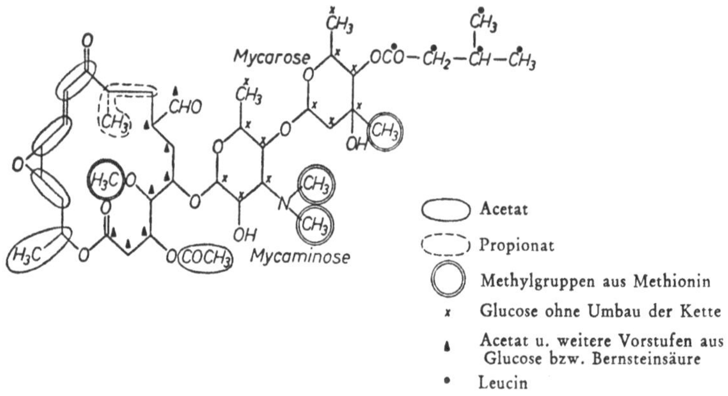

Abb. 30. Die Herkunft des Kohlenstoffgerüstes von Carbomycin (nach ACHENBACH u. GRISEBACH 1964)

Ein solches, den Makroliden entsprechendes primäres Stoffwechselprodukt ist entweder noch nicht bekannt oder nicht als solches erkannt. Gesucht werden könnte ein derartiges primäres Stoffwechselprodukt in 2 Richtungen:

a) im Gebiet der Fettsäuren, wobei die Lactonisierung, der Einbau von Propionateinheiten und die Bindung an Zucker als die abnormen Schritte zu werten wären,

b) als polycyclische Verbindung. In diesem Falle wäre bei den Makroliden die innere Kondensation ausgeblieben.

Makrolid-Antibiotica sind bei Actinomyceten relativ weit verbreitet (ca. 1—3% aller Stämme bilden Makrolid-Antibiotica) und weisen eine große Mannigfaltigkeit auf. Biogenetisch mit den Makroliden verwandt sind die Polyen-Antibiotica, die bei Actinomyceten noch häufiger vorkommen als die Makrolid-Antibiotica, bilden doch ca. 75% der Stämme Polyene. In biogenetischer Hinsicht sind die Polyen-Antibiotica noch nicht untersucht, die Verwandtschaft ist vorläufig nur aus den chemischen Strukturen abzuleiten. Sichergestellt ist dagegen die biogenetische Verwandtschaft der Anthracycline mit den Makroliden. Die Anthracycline enthalten neben einem Aglykon alle einen oder mehrere Zucker, die mit den Zuckern aus Makroliden verwandt, aber nicht identisch sind. Die Aglykone, die Anthracyclinone, sind aus Acetat- und Propionat-Einheiten aufgebaut. OLLIS hat die Biogenese des ε-Pyrromycinons eingehend untersucht (Abb. 31).

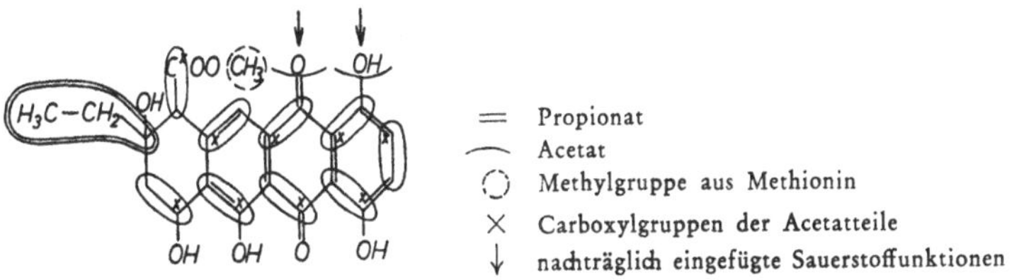

Abb. 31. Die Biogenese von ε-Pyrromycinon, einem Anthracyclinon (nach OLLIS u. Mitarb. 1960)

Im Cinerubin sind 2 Zucker mit dem ε-Pyrromycinon verknüpft, wovon der eine ein Dimethyl-amino-Zucker ist. Wäre bei den Anthracyclinen die innere Kondensation ausgeblieben und anstelle des C-C Ringsystems ein großes Lacton entstanden, dann hätten wir Makrolid-Antibiotica vor uns.

6. Die Tetracycline

Bei den Tetracyclinen tritt zum ersten Mal neben den Acetat-Einheiten zusätzlich ein Stück auf, das aus dem Aminosäurestoffwechsel stammt, aber mit Acetat-Bausteinen zusammen zu einem Ringsystem gefügt wird. In der Abb. 32 ist die Biogenese der Tetracycline am Beispiel des Tetracyclins selbst dargestellt (7-Cl-Derivat = Aureomycin [Chlortetracyclin] 5-Hydroxyderivat = Terramycin [Oxytetracyclin]).

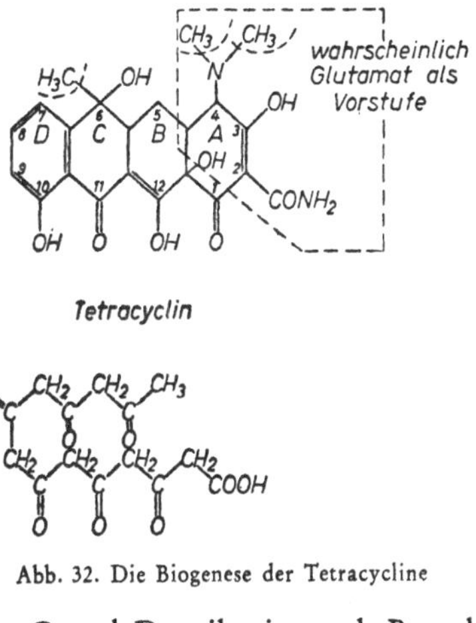

Abb. 32. Die Biogenese der Tetracycline

Die Ringsysteme C und D, teilweise noch B und A, stammen aus dem Fettsäurestoffwechsel, der übrige Teil wahrscheinlich aus Glutamat. Die Poly-β-Ketosäure ist in der entsprechenden Anordnung unten dargestellt. Die Methylgruppe am C 6 wird nachträglich eingeführt und stammt aus dem Methylpool (gewisse Stämme bilden Desmethyl-tetracyclin, das durch die üblichen Tetracyclin-Produzenten methyliert wird). Im Verlaufe der Biogenese entsteht zwischen dem Ring C und B eine Doppelbindung, die später wieder hydriert wird (gewisse Einsporkulturen sind dazu nicht mehr imstande, andere Einsporkulturen bilden selbst kein Tetracyclin, sind aber in der Lage, diese Doppelbindung enzymatisch zu hydrieren).

B. Aminosäuren als Bausteine von Antibiotica

Aminosäuren kommen als Bausteine bei zahlreichen Antibiotica vor. Zwei Gruppen sind zu unterscheiden:

a) Antibiotica, die aus einer oder wenigen Aminosäuren aufgebaut werden. Dabei handelt es sich meist um verbreitet vorkommende Aminosäuren, die als Bausteine dienen; ungewöhnlich ist nicht die Aminosäure, sondern die Art, wie sie verändert ist, resp. die Gruppen, mit der sie verbunden ist.

b) Antibiotica, die mehrere Aminosäuren enthalten. Hier sind die Aminosäuren meist durch normale Peptidbindung mit anderen Bausteinen verknüpft. Die Besonderheit dieser sekundären Metaboliten liegt einerseits im relativ häufigen Vorkommen von seltenen Aminosäuren (z. B. D-Formen) und andererseits in der Verbindung dieser Aminosäuren mit ungewöhnlichen Metaboliten (z. B. Chinoxalinsäure, 3-Hydroxypicolinsäure, Phenoxazon-Derivate).

Als Beispiele für die erste Gruppe sind nachfolgend dargestellt:

1. Cycloserin und O-Carbamyl-D-Serin,
2. Penicillin,
3. Cephalosporin N und C,
4. Thiolutin und Holomycin,
5. Gliotoxin,
6. Novobiocin.

Als Beispiele für die Gruppe 2 wären anzuführen: Polymyxine, Colistine, Gramicidin, Thyrothricin, Actinomycine, Etamycin, die Chinoxalin-Antibiotica Echinomycin, Triostin und Chinomycin C usw. Auf diese Antibiotica soll in diesem Abschnitt nicht weiter eingegangen werden, da über die Biogenese dieser Polypeptide noch wenig bekannt ist.

1. Cycloserin und O-Carbamyl-D-Serin

Cycloserin = D-4-Amino-3-isoxazolidon.
Die beiden Antibiotica sollen zusammen besprochen werden, wenn sie dem Chemismus nach auch wenig Gemeinsames aufweisen. Beide Antibiotica werden aus Serin aufgebaut, teils sogar durch die gleichen

Stämme, wobei das O-Carbamyl-D-Serin zuerst gebildet wird und das Cycloserin später erscheint, ohne daß aber O-Carbamyl-D-Serin eine Vorstufe der Cycloserinsynthese darstellt.

Die beiden Antibiotica greifen an der gleichen Stelle in den Stoffwechsel ein, sie sind kompetitive Antagonisten des D-Alanins in der Zellwandsynthese (siehe Abschnitt Wirkungsweise), und sie zeigen einen echten Synergismus. Der gleiche Ausgangsbaustein, teilweise der gleiche Produzent und die gleiche Wirkungsweise rechtfertigen es, die beiden Antibiotica zusammen zu nehmen.

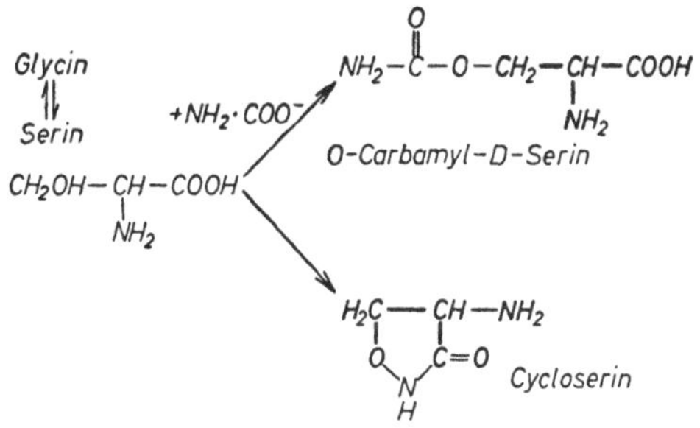

Abb. 33. Die Biogenese von Cycloserin und O-Carbamyl-D-Serin

In der Abb. 33 sind die Beziehungen der beiden Antibiotica dargestellt. Als Quelle für die Carbamyl-Gruppe kommt das Carbamylphosphat in Frage, wie es im Ornithin-Cyclus auftritt, doch fehlt dazu noch der experimentelle Beweis.

2. Penicillin

Unter den voll biosynthetischen Penicillinen nimmt das Penicillin G den wichtigsten Platz ein. Bausteine des Penicillins G sind: Phenylessigsäure, L-Cystein und L-Valin. Der Aufbau des Penicillins aus diesen Bausteinen ist in der Abb. 34 zusammengefaßt. Der Aufbau erfolgt über mehrere Stufen, wobei noch nicht abgeklärt ist, ob die Zwischenstufen als freie Verbindungen vorliegen oder nicht. Eine Zeitlang wurde angenommen, daß die Synthese des Penicillins an der α-Aminoadipinsäure erfolge und daß erst in der letzten Stufe die α-Aminoadipinsäure gegen die Phenylessigsäure ausgetauscht werde. Es ließ sich zeigen, daß Penicilline mit α-Aminoadipinsäure als Seitenkette — als Stoffwechselprodukt verschiedener *Cephalosporium*-Stämme unter der Bezeichnung Synnematin und Cephalosporin N bekannt — nur schwer gespalten werden und ein Austausch der α-Aminoadipinsäure gegen eine andere Seitenkette nicht möglich ist. Somit fällt auch ein Aufbau an der α-Aminoadipinsäure bei *Penicillium notatum* weg, was allerdings den Aufbau an einer anderen, leichter austauschbaren Seitenkette nicht ausschließt. Die wichtigsten Stufen der Penicillin-synthese sind:

a) Kondensation von L-Cystein und L-Valin.

b) Dehydrierung im Valin-Teil. Durch diese Dehydrierung verschwindet das optisch aktive Zentrum im Valin.

c) Hydrierung unter Ringschluß. Das optisch aktive Zentrum im Valin-Teil entsteht neu und nimmt D-Konfiguration an. Durch die Dehydrierung mit nachfolgender Hydrierung wird verständlich, weshalb im Penicillin der Valin-Teil D-Konfiguration aufweist, obwohl als Ausgangsmaterial das L-Valin verwendet wird.

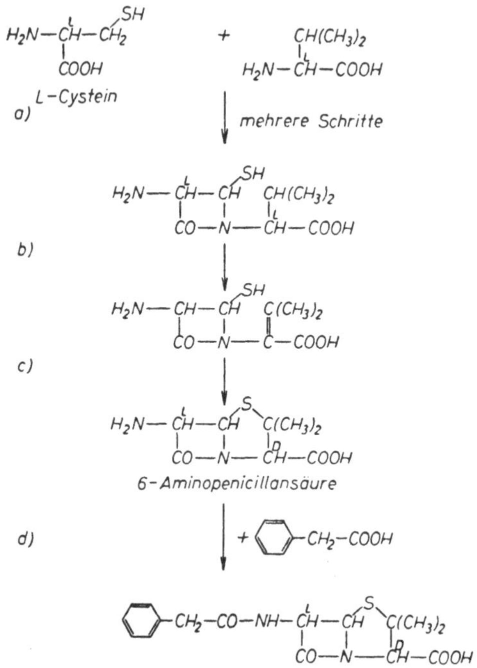

$$
\begin{array}{l}
\text{a)} \quad H_2N-CH-CH_2-SH \quad + \quad CH(CH_3)_2 \\
\qquad\qquad | \qquad\qquad\qquad\qquad\qquad | \\
\qquad\quad COOH \qquad\qquad\qquad H_2N-CH-COOH \\
\qquad\quad L-Cystein
\end{array}
$$

mehrere Schritte

$$
\text{b)} \quad
\begin{array}{l}
H_2N-CH-CH-SH \quad CH(CH_3)_2 \\
\qquad | \qquad | \qquad\qquad | \\
\qquad CO-N-CH-COOH
\end{array}
$$

$$
\text{c)} \quad
\begin{array}{l}
H_2N-CH-CH-SH \quad C(CH_3)_2 \\
\qquad | \qquad | \qquad\qquad \| \\
\qquad CO-N-C-COOH
\end{array}
$$

$$
\begin{array}{l}
H_2N-CH-CH-S-C(CH_3)_2 \\
\qquad | \qquad | \qquad\qquad | \\
\qquad CO-N-CH-COOH
\end{array}
$$

6-Aminopenicillansäure

$$
\text{d)} \quad + \; \langle C_6H_5 \rangle -CH_2-COOH
$$

$$
\langle C_6H_5 \rangle -CH_2-CO-NH-CH-CH-S-C(CH_3)_2 \\
\qquad\qquad\qquad\qquad\qquad | \qquad | \qquad\qquad | \\
\qquad\qquad\qquad\qquad CO-N-CH-COOH
$$

Abb. 34. Die Biogenese von Penicillin G (aus ABRAHAM 1959)

d) Einführung der Seitenkette. Bei Fehlen von Verbindungen, die als Seitenkette in Frage kommen, wird freie 6-Aminopenicillansäure in das Medium ausgeschieden. Als Seitenkette kommen praktisch nur monosubstituierte Essigsäuren in Frage, andere Säuren werden nicht oder nur sehr schlecht eingebaut. Bei genügendem Angebot an einer als Vorstufe der Seitenkette geeigneten Säure wird mehr Penicillin-grundkörper gebildet als bei einem Mangel an verwendbarer Seitenkette.

Am Beispiel der Penicilline läßt sich die Schwierigkeit von Biogenese-Studien zeigen, die dadurch verursacht wird, daß im Intermediärstoffwechsel verschiedene Verbindungen sehr rasch ineinander
übergehen können. In der Abb. 35 ist die Verknüpfung von L-Valin
und von L-Cystein mit dem allgemeinen Stoffwechsel dargestellt. Jedes der darauf angegebenen Stoffwechselprodukte kann, wenn auch

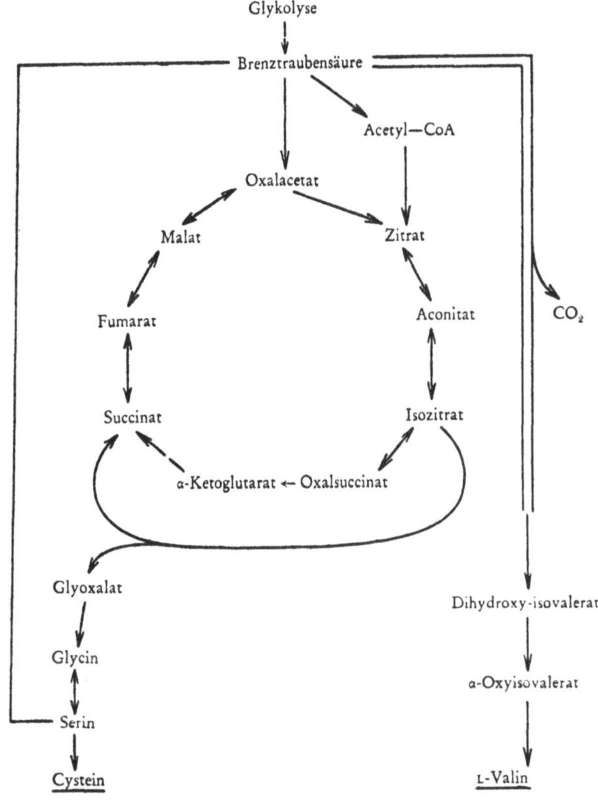

Abb. 35. Die Verknüpfung der Penicillin-Bausteine mit dem Intermediärstoffwechsel

über Umwege, in Penicillin eingebaut werden. Bei Versuchen mit
^{14}C-markierten Verbindungen können einzelne dieser Intermediär-
produkte unter Umständen mit besserer Ausbeute in das Penicillin
eingebaut werden als die direkten Vorstufen Valin und Cystein. Ein
besserer Einbau einer indirekten Vorstufe kann einerseits durch bessere
Permeation bedingt sein, andererseits aber auch abhängen vom Mo-
ment der Zugabe des markierten Materials, da sich der Energiestoff-
wechsel, die Synthese des Zellmaterials und die Penicillinsynthese zeit-
lich nicht decken.

3. Die Cephalosporine N und C

Bestimmte Stämme von Cephalosporien bilden in künstlicher Kultur ein ganzes Besteck von Antibiotica, die chemisch zu verschiedenen Gruppen gehören. Hier interessieren nur die beiden Cephalosporine N und C. Das Cephalosporin N stellt ein Penicillin dar mit der α-Aminoadipinsäure als Seitenkette. Auch das Cephalosporin C enthält die gleiche Seitenkette, aber einen etwas verschiedenen Grundkörper. Die beiden Cephalosporine N und C werden aus den gleichen Bausteinen aufgebaut, und die Synthese folgt über mehrere Stufen dem gleichen Weg. Beide Verbindungen werden durch den gleichen Organismus gebildet, wobei es mindestens innerhalb gewisser Grenzen von den Kulturbedingungen abhängt, in welchem Verhältnis die beiden Stoffe entstehen.

Die Synthese der Cephalosporine N und C geht von der α-Aminoadipinsäure aus; an diese wird Cystein angelagert. Das δ-Aminoadipyl-cystein wird auf gleiche Weise mit Valin verknüpft wie in der Penicillinbiogenese. Die Synthese des Cephalosporins N verläuft dann in der gleichen Weise weiter wie beim Penicillin G, nur mit dem Unterschied, daß sie nicht frei, sondern an die Aminoadipinsäure gebunden abläuft und die Säure auch im vollständigen Antibioticum erhalten bleibt. Beim Cephalosporin C erfolgt der Ringschluß auf andere Weise; die Doppelbindung bleibt erhalten, und der Ring schließt zwischen der einen Methylgruppe des Valins und dem Schwefelatom. Freie 7-Cephalosporansäure — die der 6-Aminopenicillansäure entsprechende Verbindung — wurde bisher nie in Kulturen von Mikroorganismen gefunden, und sie kann auch nicht durch enzymatische Spaltung des Cephalosporins C gewonnen werden. In der Abb. 36 ist die Biogenese der Cephalosporine N und C zusammengefaßt.

Das Cephalosporin N hat, da es wirkungsmäßig dem Penicillin G stark unterlegen ist, keine Bedeutung für die Medizin erlangt. Für das Cephalosporin C dagegen besteht ein großes Interesse, da das Cephalosporin C einerseits ein breiteres Wirkungsspektrum besitzt als das Penicillin G und andererseits durch die Penicillinase nicht gespalten wird. Die α-Aminoadipinsäure ist sowohl im Cephalosporin N wie auch im Cephalosporin C eine ungünstige Seitenkette. ABRAHAM hat nachgewiesen, daß der Ersatz der α-Aminoadipinsäure im Cephalosporin C durch die Phenylessigsäure eine starke Erhöhung der Wirkung zur Folge hat. Die Steigerung der Wirkung durch diese Änderung in der Seitenkette bewegt sich in der gleichen Größenordnung wie der Unterschied zwischen Penicillin G und Cephalosporin N. Die Erfolge mit dem Aufbau der semisynthetischen Penicilline (siehe Abschnitt VII) haben die Erwartung geweckt, daß durch die Einführung anderer Seitenketten in das Cephalosporin C eine ähnliche Entwicklung möglich sei. Die besonderen Schwierigkeiten liegen hier auf zwei

Gebieten: Einmal ist die 7-Cephalosporansäure, das für die weitere Synthese benötigte Ausgangsmaterial, nur schwer zugänglich. Es kann nur durch eine verlustreiche chemische Spaltung des Cephalosporins C gewonnen werden. Zum anderen zeigte es sich, daß Cephalosporinase

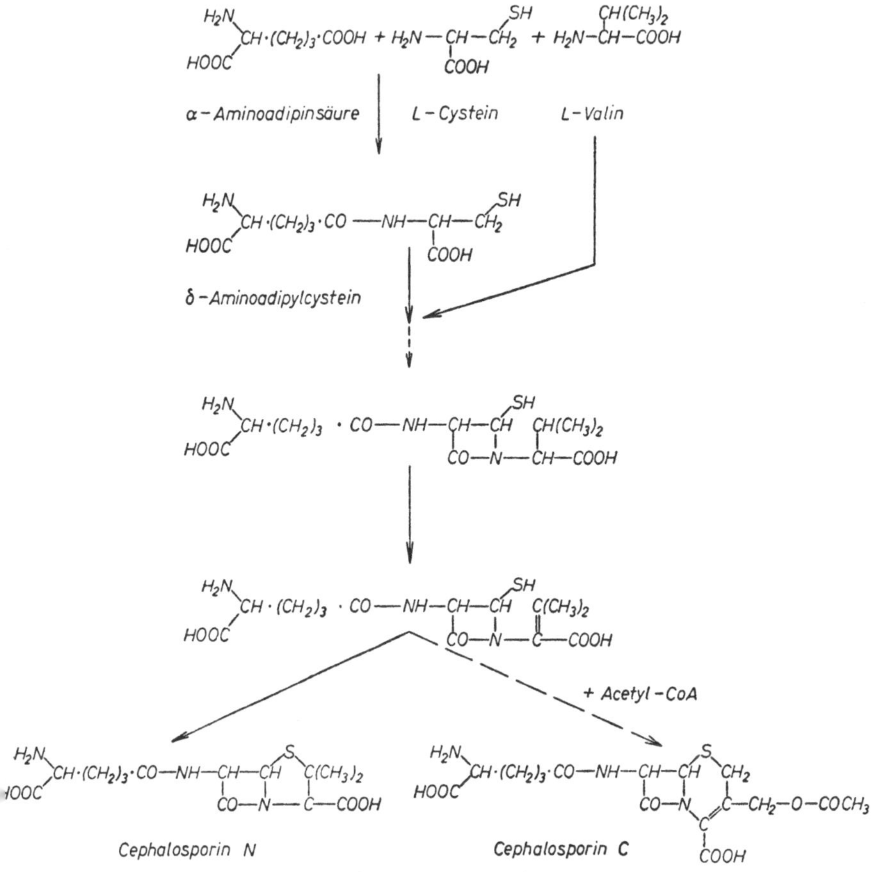

Abb. 36. Die Biosynthese von Cephalosporin N und C durch *Cephalosporium* sp.

ein ebenso häufig vorkommendes Enzym ist wie die Penicillinase, so daß auch mit dem Auftreten Cephalosporin C resistenter Keime zu rechnen ist.

4. Antibiotica der Thiolutin-Holomycin-Gruppe

Antibiotica dieser Gruppe wurden bisher bei verschiedenen Streptomyceten gefunden. Das eigentümliche Gerüst dieser Antibiotica läßt sich auf biogenetisch plausiblem Weg durch Dehydrierung, Decarboxylierung und Ringschluß aus Cystin im Falle des Holomycins und aus N-Methyl-Cystin für Thiolutin und Aureothricin erklären.

In der Abb. 37 ist die Hypothese der Biogenese dieser Antibiotica in Formeln gefaßt. Anstelle des Acetates kann auch Propionat (im Aureothricin) oder Isobutyrat eingebaut werden.

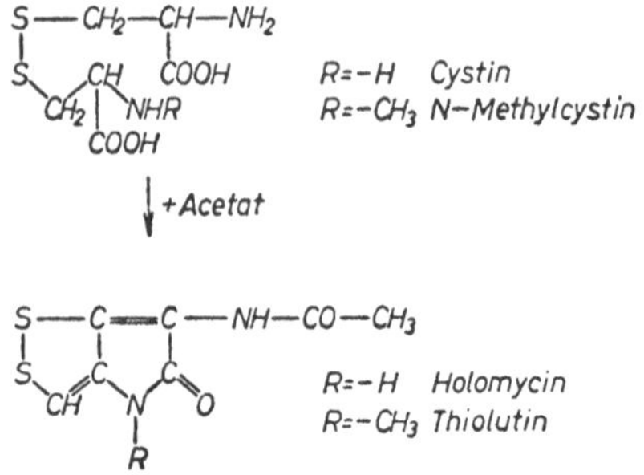

Abb. 37. Hypothetische Biogenese von Holomycin und Thiolutin

5. Gliotoxin

Gliotoxin ist eines der wenigen Antibiotica, die von Pilzen ganz verschiedener Gattungen gebildet wird (*Penicillium, Aspergillus, Trichoderma, Gliocladium*), wobei für jede Gattung mehrere Stämme, teils aus verschiedenen Arten als Produzenten bekannt sind. Die Biogenese des Gliotoxins ist in der Abb. 38 zusammengestellt. Das ganze C-Gerüst des Phenylalanins wird unverändert eingebaut, die übrigen C-Atome stammen wahrscheinlich aus dem Serin, während die Herkunft der S-S-Brücke noch unbekannt ist. Das N-Methyl wird wie die N-Methyle anderer Antibiotica, z. B. die N-Methyle der Aminozucker von Makroliden aus dem Methionin übernommen.

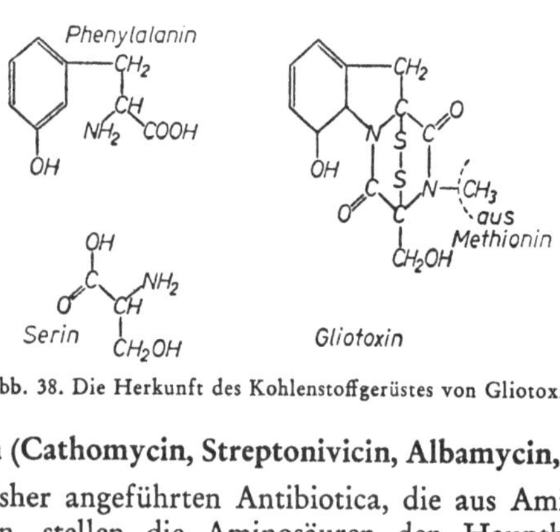

Abb. 38. Die Herkunft des Kohlenstoffgerüstes von Gliotoxin

6. Novobiocin (Cathomycin, Streptonivicin, Albamycin, Cardelmycin)

Bei den bisher angeführten Antibiotica, die aus Aminosäuren aufgebaut werden, stellen die Aminosäuren den Hauptbestandteil des Moleküls. Beim Novobiocin konnte der Einbau von Tyrosin in den

Cumarin-Teil des Antibioticums nachgewiesen werden, wobei allerdings noch nicht feststeht, daß das Tyrosin eine obligatorische Vorstufe dieses Novobiocin-Teils darstellt. Obwohl festgestellt werden
konnte, daß die 4-Hydroxy-3-(methyl-2-butenyl)-benzoesäure direkt

Abb. 39. Biogenese von Novobiocin, ✕ Glucose, ▼ -Methylgruppen aus Methionin

in das Novobiocin eingebaut wird, ist die Herkunft dieses Bausteins
noch nicht klar. In der Abb. 39 ist die Herkunft der einzelnen C-Atome
des Novobiocins dargestellt, soweit sie bis heute bekannt ist.

C. Zucker als biogenetische Einheiten von Antibiotica

In bezug auf Zucker als biogenetische Einheiten von Antibiotica
sind 3 Punkte festzuhalten:

1. Zucker sind als Bausteine von Actinomyceten-Antibiotica sehr
verbreitet. Einen kleinen Eindruck von der Mannigfaltigkeit der Zucker
gibt die in Abschnitt II wiedergegebene Tab. 1 (Seite 9) der Zucker
aus Makrolid-Antibiotica. Weitere Gruppen von Antibiotica aus
Actinomyceten, die Zucker enthalten, sind:

a) Die Oligosaccharid-Antibiotica (Streptomycin, Streptothricin,
Streptoline, Kanamycin, Neomycin, Paromomycin, Zygomycin, Cura-
mycin, Exfoliatin, Avilamycin).

b) Die Anthracycline (Rhodomycine, Cinerubine, Pyrromycine,
Aklavin, Rutilantine, Daunomycin).

c) Die Purinantibiotica (Puromycin, Toyocamycin, Tubercidin,
Nucleocidin, Angustmycin A, Psicofuranin, Decoyinin).

d) Polyen-Antibiotica (Nystatin, Amphothericin, Pimaricin).

Neben diesen heute zu Gruppen zusammengefaßten Antibiotica
finden sich noch weitere, vorläufig isoliert dastehende Stoffe aus
Actinomyceten, die ebenfalls Zucker enthalten (Chartreusin, Hygro-
mycine, Chromomycine, Amicetin, Gougerotin, Novobiocin etc.). Bei
Antibiotica aus Pilzen sind Zucker als Bausteine selten; einzige
Beispiele:

Cordycepin mit der Cordycepose aus *Cordyceps militaris* Link
und Nebularin mit Ribose aus *Clitocybe nebularis* Batsch.

Vor allem fällt auf, daß kein einziges zuckerhaltiges Antibioticum aus Stämmen der *Aspergillales* beschrieben wurde. Aus Bakterien konnte bisher noch kein Antibioticum, das Zucker enthält, isoliert werden; — bei Bakterien dominieren die Polypeptid-Antibiotica.

2. Unter den Zuckern aus Actinomyceten-Antibiotica finden sich viele, deren Vorkommen auf die Actinomyceten beschränkt ist. Plausible Erklärungen für diese ausgeprägte Spezifität liegen bisher nicht vor.

3. Der hohe Anteil an Aminozuckern unter den Actinomyceten-Zuckern fällt auf. Rund ein Drittel der aus Actinomyceten-Antibiotica isolierten Zucker enthalten Stickstoff.

Über die Biogenese dieser Zucker liegen erst wenige Untersuchungen vor. Aus den wenigen, meist mit Makrolid-Zuckern durchgeführten Arbeiten kann festgehalten werden:

a) Das Kohlenstoffgerüst der unverzweigten Zucker wird ohne Umbau von der Glucosekette übernommen (untersucht am Beispiel des Desosamins und der Mycaminose).

b) Bei den verzweigten Zuckern stammen die C-Methyle aus dem Methyl-Pool, z. B. aus dem Methionin, die übrige Kette aus der Glucose (untersucht am Beispiel der Cladinose und Mycarose).

c) Die N-Methyle der Dimethyl-amino-Zucker werden ebenfalls vom Methyl-Pool geliefert.

D. Purinstoffwechsel und Antibiotica-Biogenese

In vielen Fällen bietet der sekundäre Metabolit kaum mehr Anhaltspunkte, die auf eine Beziehung zu primären Metaboliten hinweisen. Die Betrachtung des Penicillingerüstes führt nicht unmittelbar zu Cystein und Valin, und auch aus dem Kohlenstoffskelet des Gliotoxins kommt man nicht ohne weiteres zu Phenylalanin und Serin. Bei den Purin-Antibiotica drängt sich eine Beziehung zu primären Stoffwechselprodukten dagegen geradezu auf.

Die Synthese von Purinen in der Zelle beginnt an Ribose-5-phosphat, d. h. an einem phosphorylierten Zucker. Alle bisher gefundenen Purin-Antibiotica enthalten ebenfalls einen Zucker. BUCHANAN und GREENBERG haben die Biogenese von Purinen aufgeklärt. In der Abb. 40 ist die Biogenese resp. die Herkunft der einzelnen Atome des Puringerüstes angegeben. Je komplizierter ein primäres Stoffwechselprodukt gebaut ist, um so größer sind die Möglichkeiten für Abzweigungen die zur Synthese sekundärer Metaboliten führen. Ein derartiger Fall liegt bei den Purin-Antibiotica vor. Die Abweichung vom primären Stoffwechsel kann auf drei Arten erfolgen:

a) an Ribose-5-Phosphorsäure wird ein fehlerhaftes „Purin" synthetisiert,

b) die Purinsynthese geht nicht von der Ribose aus, oder die Ribose wird später umgebaut resp. gegen einen anderen Zucker ausgetauscht,

c) die Möglichkeiten a) und b) kommen kombiniert vor.

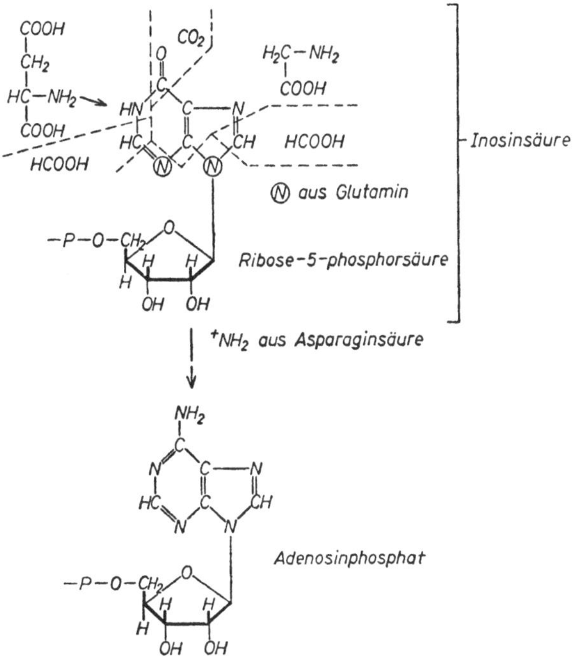

Abb. 40. Die Herkunft der einzelnen Atome des Adenosinphosphates (aus Karlson 1962)

Es fällt auf, daß bei mehreren Produzenten von Purin-Antibiotica eine Überschuß-Synthese von Purinen vorliegt, z. B. findet sich in den Kulturlösungen eines *Streptomyces hygroscopicus*-Stammes freies Adenosin, Angustmycin A und Angustmycin C (= Psicofuranin).

a) Die Synthese eines abnormen „Purins" auf normale D-Ribose. Als Beispiele für diese Abweichung von der normalen Purinsynthese sind zu nennen:

Nebularin (Ribofuranosyl-purin), nachgewiesen in Kulturen eines Basidiomyceten und eines Streptomyceten. Wenn beim Übergang von der Inosinsäure zum Adenosin keine Transaminierung, sondern nur eine Reduktion stattfindet, entsteht dabei Nebularin. Das Nebularin ist das Purin-Antibioticum mit der geringsten „Abweichung" vom normalen Syntheseweg.

Tubercidin. Im Tubercidin, das ebenfalls in Kulturen eines Streptomyceten gefunden wurde, ist das Stickstoff-Atom 7 durch ein Kohlenstoffatom ersetzt. Als mögliche Synthese läßt sich hier ein Ersatz des Glycins in der Purinsynthese durch eine C-3 Säure denken (z. B. Glycerinsäure oder Hydroxy-Brenztraubensäure).

Toyocamycin. Im Toyocamycin besteht einerseits die gleiche Abweichung von der Norm wie im Tubercidin, anderseits trägt aber dieses „falsche" Kohlenstoffatom eine im Bereich der Mikroorganismen eher seltene Cyanogruppe.

Die Formeln der 3 Antibiotica sind in Abb. 41 wiedergegeben.

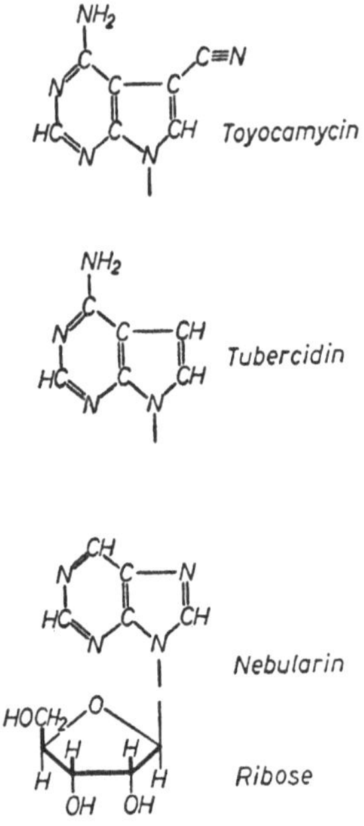

Abb. 41. Purin-Antibiotica mit normaler Ribose, aber abnormen Purin-Teilen

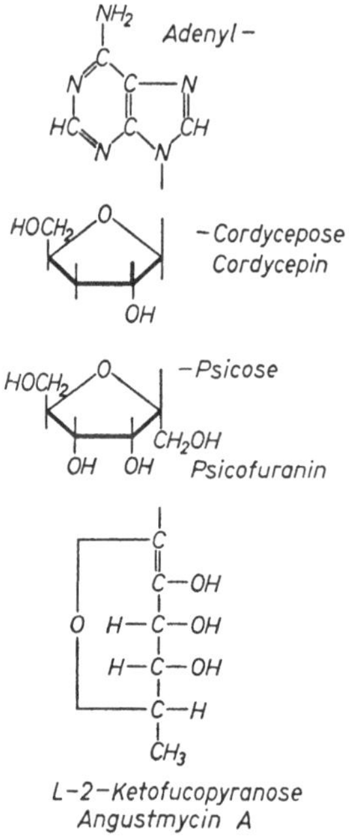

Abb. 42. Purin-Antibiotica mit Adenin, aber ungewöhnlichen Zuckern

b) Purin-Antibiotica mit normalem Adenin, aber ungewöhnlichen Zuckern. Gewöhnliches Adenin, aber mit ungewöhnlichen Zuckern, evtl. noch weiteren Bausteinen verknüpft, finden wir in den folgenden Antibiotica (Abb. 42):

Cordycepin. Bisher bei zwei Pilzen gefunden, *Cordyceps militaris* Link und *Aspergillus nidulans* (Eidam) Wint. Versuche mit markiertem Adenosin zeigten, daß dieses in das Cordycepin eingebaut wird, resp. daß das Adenosin in das Cordycepin (= 3′-Desoxyadenosin) umgewandelt wird. Die Frage, ob die Synthese des Cordycepins in der Kultur über das Adenosin oder direkt an eine 3′-Desoxyribose erfolgt, ist durch diese Versuche noch nicht entschieden.

Angustmycin C (= Psicofuranin). Das Angustmycin C wurde neben Angustmycin A und Adenosin in Kulturen eines Streptomyceten gefunden. In der älteren Versuchsanordnung zeigt es nur eine Wirkung gegen Mycobakterien und nicht gegen andere Bakterien. Bei Versuchen mit Bakterien-Tests in chemisch definierten Medien wurde das Angustmycin C nochmals gefunden, diesmal mit guter Wirksamkeit gegen ein breites Bakterienspektrum, und unter der Bezeichnung Psicofuranin nochmals beschrieben.

Angustmycin A unterscheidet sich von Angustmycin C durch die Zuckerkomponente.

Nucleocidin und Decoyinin enthalten ebenfalls normales Adenin und einen Zucker, wobei aber die Strukturen der Zucker noch nicht abgeklärt sind.

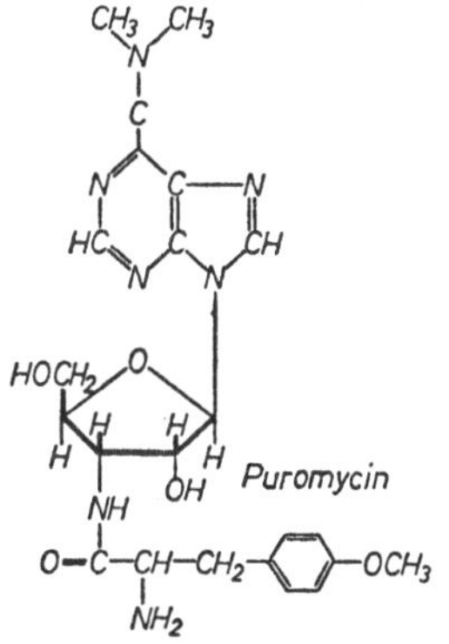

Abb. 43. Puromycin (abnormes Purin und ungewöhnlicher Zucker)

c) Purin-Antibioticum mit abnormem Purin und ungewöhnlichem Zucker. Diese doppelte Abweichung von der Norm wurde bisher nur einmal gefunden, im Puromycin (Abb. 43). Als Bausteine enthält das Puromycin: Dimethyladenin, Aminoribose und O-Methyl-Tyrosin.

E. Pyrimidine als Bausteine von Antibiotica

Die Biogenese des Pyrimidin-Rings verläuft wesentlich einfacher als die Purinsynthese. Die Herkunft der Atome des Pyrimidinrings ist aus der Abb. 44 ersichtlich.

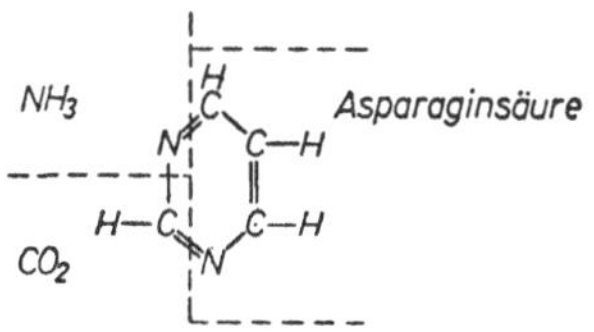

Abb. 44. Biogenese des Pyrimidin-Rings (aus GUARINO 1963)

Dem einfacheren Aufbau entsprechend bestehen auch wesentlich weniger Möglichkeiten für eine Abweichung von der Norm, und damit ist eine kleinere Zahl von Antibiotica zu erwarten, die sich von Pyrimidinen ableiten. Pyrimidine wurden bisher als Bausteine von 4 Antibiotica nachgewiesen: Bacimethrin, Gougerotin, Amicetin und Grisein resp. Albomycin.

Literatur

Antibiotica-Biogenese

BENTLEY, R.: Biochemistry of fungi. Ann. Rev. Biochemistry 31, 589 (1962).
BU'LOCK, J. D.: Advanc. appl. Microbiol. 3, 293 (1961).
HUCKENHULL, D. J. D.: Antibiotics. In Biochemistry of industrial microorganisms. New York: Academic Press 1963.
WHALLEY, W. B.: The biosynthesis of fungal metabolites. In Biogenesis of Natural Compounds. Edt. P. BERNFELD. Oxford: Pergamon Press 1963.

V. Die Wirkungsweise von Antibiotica

Unter dem Einfluß eines Antibioticums stellt die getroffene Zelle die Vermehrung ein und stirbt unter Umständen ab. Durch das Antibioticum muß in dieser Zelle ein vermehrungs- resp. lebensnotwendiger Vorgang blockiert worden sein. Je kleiner die für die Hemmung notwendigen Konzentrationen sind, um so spezifischer muß der Angriff erfolgen. Die am höchsten wirksamen Antibiotica hemmen die empfindlichsten Keime mit nur wenigen Molekeln pro Zelle. Theoretisch kommt jeder lebens- resp. vermehrungsnotwendige Schritt im Stoffwechsel der Zelle als Angriffsort für ein Antibioticum in Frage. Wenn heute für verschiedene Stoffwechselketten, z. B. Fettsäuresynthese, Porphyrinsynthese, noch keine Hemmstoffe aus Mikroorganismen bekannt sind, so können dafür zwei Gründe angeführt werden:

1. Nur von relativ wenigen Antibiotica ist die Wirkungsweise bekannt.

2. Die verschiedenen Stoffwechselketten sind durch zahlreiche Querverbindungen verknüpft. Sind die Verknüpfungen innerhalb einer bestimmten Stoffwechselkette sehr häufig, so kann die Zelle trotz der Hemmung einer bestimmten Reaktion innerhalb dieser Kette weiter gedeihen. Eine solche Hemmung wird nicht als antibiotische Wirkung erkannt, und damit werden solche Stoffe praktisch unauffindbar.

Die Aufklärung der Wirkungsweise eines Antibioticums ist eine mühsame Kleinarbeit, und ohne gewisse „glückliche" Zufälle kommt man kaum zum Ziel. Die Gründe für die Schwierigkeiten bei der Aufklärung der Wirkungsweise eines Antibioticums sind in verschiedenen Richtungen zu suchen:

1. In einer absterbenden Zelle bleiben nach und nach alle Lebensvorgänge stehen. Der Entscheid, ob eine beobachtete Wirkung als Primär- oder als Folgereaktion zu werten ist, fällt oft schwer.

2. Je stärker ein Antibioticum wirkt, um so geringer sind die notwendigen Konzentrationen und um so feiner müssen die Arbeitsmethoden sein.

3. Antibiotica sind, von Ausnahmen wie das Cycloserin und das Chloramphenicol abgesehen, chemisch komplizierte Verbindungen, die nicht leicht synthetisiert werden können. Für Versuche mit radioaktiven Isotopen bedeutet dies, daß man für die Herstellung z. B. ^{14}C-markierter Antibiotica den Umweg über die Biosynthese, d. h. über die Fermentation wählen muß. Dies verteuert die Herstellung und verunmöglicht gleichzeitig die Bereitung spezifisch hochmarkierter Verbindungen. Die Abklärung des Zusammenhanges zwischen chemischer Struktur und biologischer Wirkung ist auch nur bei wenigen Antibiotica möglich, da meist die Vorbedingung — synthetisch leicht zugängliche verwandte Stoffe — nicht erfüllbar ist.

4. Bei der Aufklärung der Wirkungsweise eines Antibioticums stößt man relativ häufig in Gebiete vor, die biochemisch noch nicht voll abgeklärt sind. Das ist oder war der Fall bei den Arbeiten über Antibiotica, die die Zellwandsynthese hemmen, bei den Hemmstoffen der Proteinsynthese und bei den in den Eisenstoffwechsel eingreifenden Antibiotica. Durch das Vordringen in „biochemisches Neuland" werden die Arbeiten verlangsamt, dafür aber für die allgemeine Biologie von entsprechendem Interesse.

5. Der Mannigfaltigkeit der Antibiotica steht die Mannigfaltigkeit der durch sie gehemmten Zellen gegenüber, wobei oftmals zwischen der Besonderheit eines bestimmten Stammes und einer allgemein gültigen Beobachtung nicht leicht zu unterscheiden ist.

6. Zahlreiche Antibiotica zeigen mehrere, meist von der Dosis abhängige Wirkungen. Diese unterschiedlichen Wirkungen beruhen oft auf verschiedenen, sich überlagernden Wirkungsmechanismen.

Nicht zuletzt muß noch die Feststellung folgen, daß Arbeiten über die Wirkungsweise von Antibiotica nicht im Vordergrund des Interesses stehen, da von ihnen kein materieller Gewinn zu erwarten ist wie bei der Suche nach neuen, pharmazeutisch verwendbaren Antibiotica.

A. Möglichkeiten, Auskunft über die Wirkungsweise eines Antibioticums zu erhalten

Es stehen verschiedene Möglichkeiten offen, um in die Wirkungsweise eines Antibioticums einzudringen. Keine der möglichen Metho-

den erlaubt für sich allein eine gesicherte Aussage über den Wirkungsmechanismus eines Antibioticums. Eine gesicherte Entscheidung ist immer nur durch die Kombination verschiedener Methoden zu gewinnen.

**a) Kontrolle von Eintritt, Ort und Art der Bindung des Anti-
bioticums in der Bakterienzelle.** Dieser Methode liegt der folgende
Gedanke zugrunde: Der Ort und die Art der Bindung eines Antibioticums in der Bakterienzelle stehen mit der Wirkungsweise in
engem Zusammenhang. Beispiele für Arbeiten in dieser Richtung sind:

der Nachweis einer spezifischen Penicillinbindungskomponente in
Penicillin-empfindlichen Zellen mit Hilfe von ^{35}S-markiertem Penicillin und die Lokalisierung dieser Komponente in der Cytoplasmamembran;

die Versuche mit Fluorescenz-markiertem Polymyxin (1-Dimethyl-
aminonaphthalin-5-sulfonamido-Polymyxin), die eine Bindung an die
Cytoplasmamembran wahrscheinlich machten, welche sich dann durch
den Nachweis einer Bindung an die Phospholipide dieser Membran
sicherstellen ließ.

Die besonderen Schwierigkeiten dieser Methode liegen darin, daß
bei den hochwirksamen Antibiotica die spezifischen Bindungskomponenten nur in sehr geringen Konzentrationen vorliegen. Dies setzt
eine sehr hohe spezifische Markierung des Antibioticums bei Isotopen-
versuchen voraus. Nur bei hoch markierten Verbindungen kann nachher bei der Aufarbeitung der durch das Antibioticum gehemmten Zellen zwischen selektiven Bindungskomponenten und unspezifischer Ab-
sorption an andere Zellbestandteile unterschieden werden.

**b) Prüfung bestimmter Enzymreaktionen auf Antibioticaempfind-
lichkeit.** Die systematische Durchprüfung aller bekannten, bei Mikroorganismen vorkommenden Enzymreaktionen auf Antibioticaempfindlichkeit ist eine Sisyphusarbeit. Diese Methode setzt eine Hypothese
über die Art der durch das Antibioticum gehemmten Enzymreaktion
voraus. Ist eine Hypothese zu überprüfen, dann ist dies die Methode
der Wahl. Durch die Verwendung zellfreier Extrakte kann zudem
auf relativ einfache Weise abgeklärt werden, ob die beobachtete En-
zymhemmung Primär- oder Folgereaktion ist.

**c) Suche nach Stoffwechselprodukten, die unter Antibioticaeinwir-
kung angereichert werden.** Wird in einer Stoffwechselkette $A \rightleftarrows \overset{\downarrow}{B} \rightleftarrows C \rightleftarrows D$
durch ein Antibioticum der Schritt $B \rightleftarrows C$ blockiert, so wird B oder
ein vor ihm liegendes Produkt angereichert. Ob B oder ein voran-
liegendes Produkt akkumuliert wird, hängt von der Lage der einzelnen Enzymgleichgewichte ab. Voraussetzung für eine Anreicherung ist
allerdings, daß in der unmittelbaren Umgebung der gehemmten Reaktion keine Verzweigungen der Kette vorliegen, die den Abfluß des
vor dem Block liegenden Stoffwechselproduktes erlauben. Der Nachweis eines unter Antibioticaeinfluß angereicherten Stoffes muß nicht

zwangsläufig auf eine bestimmte Primärwirkung hinweisen, da auch bei Reaktionen, die erst in der Folge der Primärschädigung ausfallen, Stoffe angereichert werden können.

Bei der Suche nach angereicherten Stoffwechselprodukten leistet die Papierchromatographie und die Dünnschichtchromatographie gute Dienste.

Als Beispiel für diese Methode sind die Arbeiten von PARK und STROMINGER über die unter Penicillineinfluß angereicherten Vorstufen der Zellwandsynthese zu erwähnen.

d) Suche nach Stoffen, welche die Wirkung eines Antibioticums aufheben. Dieser Methode liegt die folgende Überlegung zugrunde:

In die Stoffwechselkette A $\rightleftarrows$ B $\rightleftarrows$ C $\rightleftarrows$ D $\rightleftarrows$ E greift ein Antibioticum zwischen B und C ein. Die Kette wird stillgelegt oder läuft nur noch langsam weiter. Durch Zuführung von Substraten, die nach dem Block liegen, die Substanzen C, D, E, kann die Wirkung des Blockes aufgehoben werden. Bei einer Verdrängungshemmung (kompetitive Hemmung) kann durch einen zugeführten Überschuß an B das Ausmaß der Hemmung stark reduziert werden. Das Auffinden eines Stoffes, der die Wirkung aufhebt, wird, gleichgültig ob es sich um B, C, D oder E handelt, einen wesentlichen Einblick in die Wirkungsweise des betreffenden Antibioticums erlauben.

Die Begrenzung dieser Methode liegt in zwei Richtungen: Erstens besteht die Aufgabe, einen solchen Stoff zu finden, und das erweist sich in vielen Fällen als unmöglich. Ein solcher Stoff müßte durch die intakte Zellwand und Cytoplasmamembran in die Zelle eintreten können, das ist aber für zahlreiche Stoffe nicht der Fall. Zweitens lassen sich oft Stoffe finden, welche die Wirkung eines Antibioticums aufheben, ohne direkt mit der Wirkungsweise im Zusammenhang zu stehen, z. B. Stoffe, die die Zellpermeabilität beeinflussen oder mit dem Antibioticum unwirksame Komplexe bilden.

Die Schwierigkeit, derartige Stoffe zu finden, kann auf zwei Wegen etwas erleichtert werden:

1. Durch *geeignete Tests* ist die Möglichkeit zu gewinnen, rasch und mit geringem Arbeitsaufwand eine Vielzahl von Substanzen auf die gewünschte Wirkung zu prüfen. Dazu eignet sich z. B. der in Abschnitt III (S. 27) angeführte Kreuztest. Dieser Test diente auch zur Auffindung der Sideramine, die die Wirkung der Sideromycine aufheben.

2. Das *Metaboliten-Antimetaboliten-Konzept.* Als Metaboliten bezeichnen wir niedermolekulare Komponenten lebender Zellen, die am Ablauf des Stoffwechsels normalerweise beteiligt sind (Vitamine, Hormone, Enzymsubstrate). Antimetaboliten im engeren Sinn sind strukturell mit den Metaboliten verwandte Stoffe, die mit dem entsprechenden Metaboliten um die Bindung an das Enzym konkurrieren, ohne die

Tabelle 3. *Antibiotica als Antimetaboliten*

Antimetabolit			zugehöriger Metabolit		
Name	Formel	Vorkommen	Name	Formel	Stoffwechselkette
Cycloserin	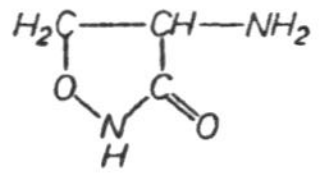 H_2C—CH—NH_2 (Ringstruktur mit O, N—H, C=O)	verschiedene Streptomyceten	D-Alanin	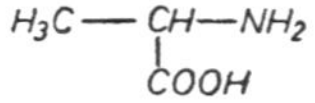 H_3C—CH—NH_2, $COOH$	Synthese der Bakterienzellwand
O-Carbamyl-D-serin	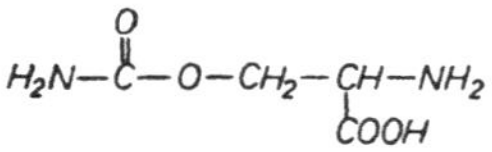 H_2N—$\overset{O}{C}$—O—CH_2—CH—NH_2, $COOH$	*Streptomyces* sp.	D-Alanin		
Hadacidin	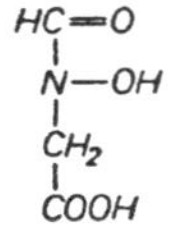 $HC\!=\!O$, N—OH, CH_2, $COOH$	*Penicillium frequentans*	L-Asparaginsäure	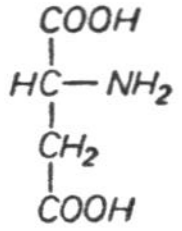 $COOH$, HC—NH_2, CH_2, $COOH$	Synthese von Adenosyl-5-phosphat
DON 6-Diazo-5-oxo-L-norleucin	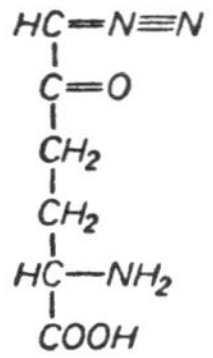 $HC\!=\!N\!\equiv\!N$, $C\!=\!O$, CH_2, CH_2, HC—NH_2, $COOH$	Streptomyceten	Glutamin	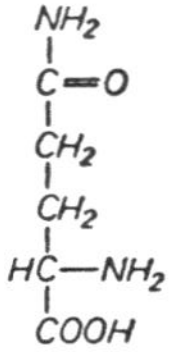 NH_2, $C\!=\!O$, CH_2, CH_2, HC—NH_2, $COOH$	Purinsynthese
Azaserin O-Diazoacetyl-serin	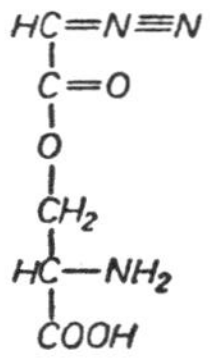 $HC\!=\!N\!\equiv\!N$, $C\!=\!O$, O, CH_2, HC—NH_2, $COOH$	Streptomyceten	Glutamin		Purinsynthese

(Fortsetzung)

Tabelle 3 (Fortsetzung)

Antimetabolit			zugehöriger Metabolit		
Name	Formel	Vorkommen	Name	Formel	Stoffwechselkette
Bacimethrin	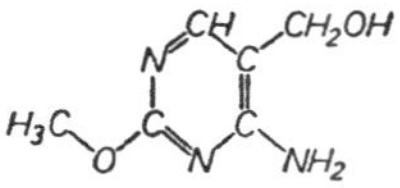	*Bacillus megatherium*	Thiamin	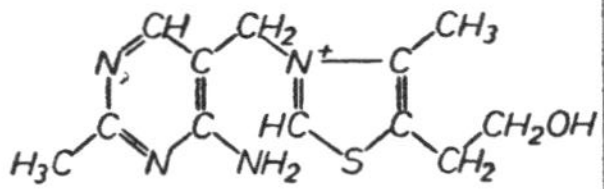	
Angustmycin C = Psicofuranin	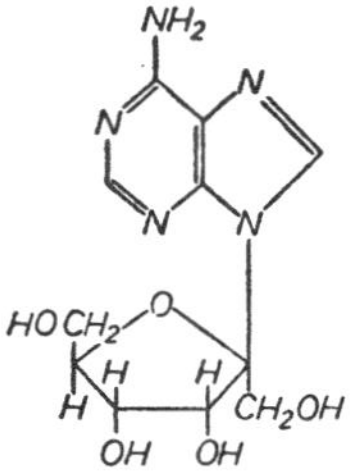	Streptomyceten	Xanthosin resp. Guanosin	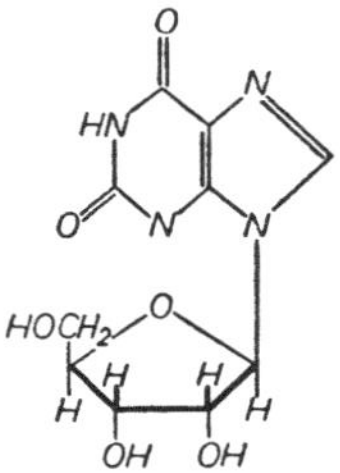	Guanosinsynthese
Puromycin	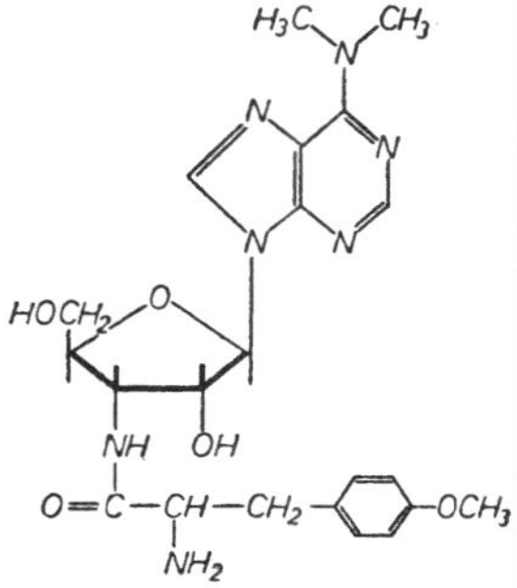	*Streptomyces alboniger*	Endstück einer löslichen Ribonuklein- säure	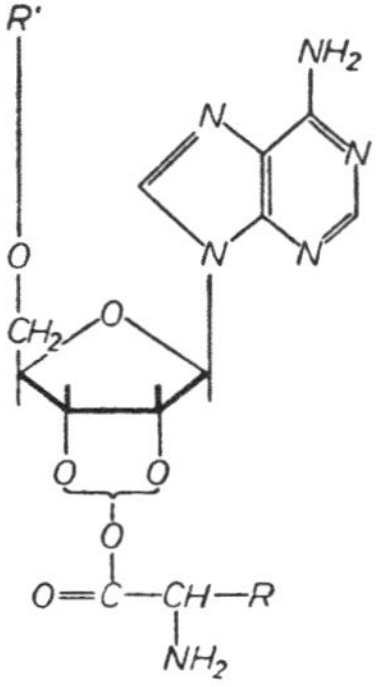	Proteinsynthese

(Fortsetzung)

Tabelle 3 (Fortsetzung)

| | Antimetabolit | |
Name	Formel	Vorkommen
Sideromycine a. Ferrimycin A	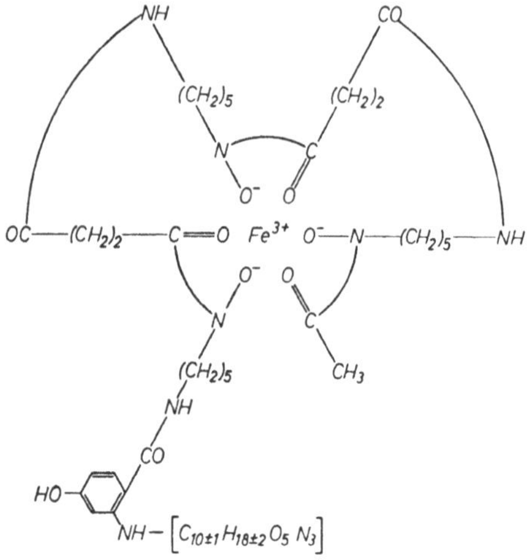 *Ferrimycin A*	verschiedene Streptomyceten
b. Grisein resp. Albomycin	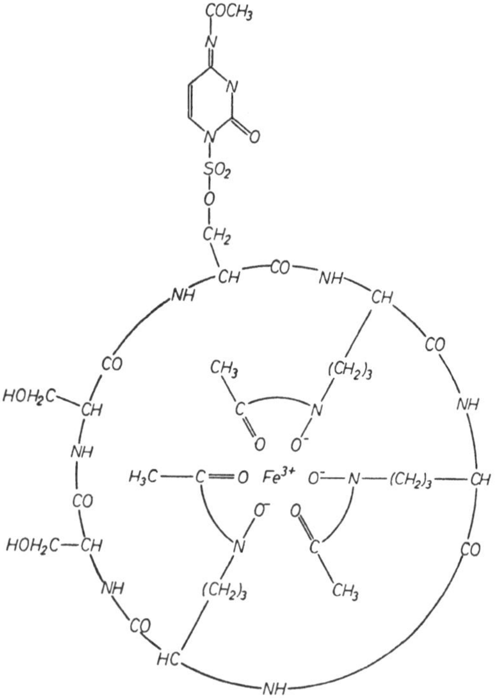 *Albomycin δ_2*	*Streptomyces griseus*

Tabelle 3 (Fortsetzung)

zugehöriger Metabolit

Name	Formel	Stoffwechselkette

Sideramine:

Ferrioxamine A, B, C, D$_1$, D$_2$, E, F, G — Eiseneinbau

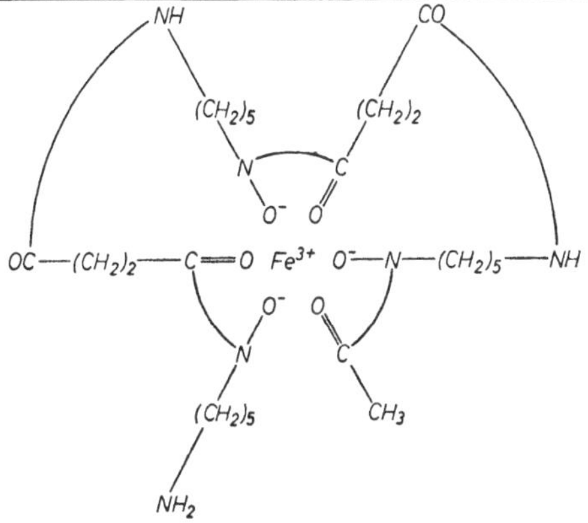

Ferrioxamin B

**Ferrichrom
Ferrichrysin
Ferricrocin
Ferrirubin
Ferrirhodin
Coprogen** — Eiseneinbau

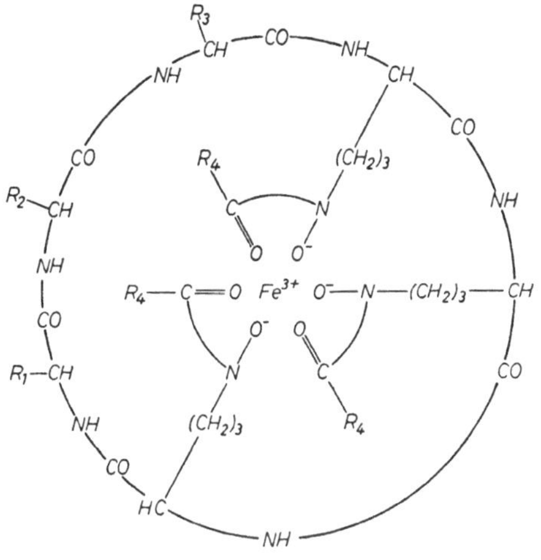

	R_1	R_2	R_3	R_4
Ferrichrom	$-H$	$-H$	$-H$	$-CH_3$
Ferricrocin	$-H$	$-H$	$-CH_2OH$	$-CH_3$
oder	$-H$	$-CH_2OH$	$-H$	$-CH_3$
oder	$-CH_2OH$	$-H$	$-H$	$-CH_3$
Ferrichrysin	$-CH_2OH$	$-CH_2OH$	$-H$	$-CH_3$
Ferrirhodin	$-CH_2OH$	$-CH_2OH$	$-H$	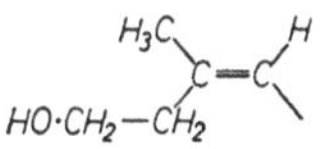 $\begin{array}{c} H_3C \quad\quad H \\ \ \ \ \diagdown C{=}C \diagup \\ HO{\cdot}CH_2{-}CH_2 \end{array}$
Ferrirubin	$-CH_2OH$	$-CH_2OH$	$-H$	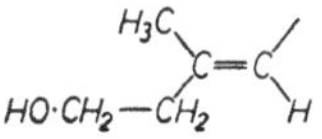 $\begin{array}{c} H_3C \quad\quad \\ \ \ \ \diagdown C{=}C \diagup \\ HO{\cdot}CH_2{-}CH_2 \quad H \end{array}$

Funktion des Metaboliten übernehmen zu können. Sie heben auf diese Weise die Wirkung eines Metaboliten auf. In vielen Fällen sind Antibiotica nichts anderes als biogene Antimetaboliten, und es gilt nur, die dazu gehörenden Metaboliten aufzufinden. Ist der Chemismus eines Antibioticums bekannt, so ist dadurch der Kreis, der in Frage kommenden Metaboliten stark eingeschränkt. Einer strukturellen Verwandtschaft von Metabolit und Antimetabolit entspricht in den meisten Fällen eine Verwandtschaft im chemisch-physikalischen Verhalten. Diese Feststellung kann bei der Suche und bei der Anreicherung noch unbekannter Metabolite eine Hilfe sein. In der Tab. 3 sind einige Antibiotica aufgeführt, die als natürliche Antimetaboliten aufgefaßt werden können, und den dazugehörenden Metaboliten gegenüber gestellt.

Die Auffindung eines Metaboliten, der die Wirkung eines bestimmten Antibioticums aufhebt, erklärt die Wirkungsweise dieses Antibioticums im Falle, daß es sich um einen Metaboliten bekannter Funktion handelt, im anderen Falle bleibt noch die Aufgabe der Einordnung dieses Metaboliten in den Zellstoffwechsel.

e) Vergleich des Stoffwechsels resistenter und empfindlicher Stämme. In einem resistenten Mikroorganismus kann die Antibiotica-empfindliche Enzymreaktion durch eine unempfindliche ersetzt sein. Ein genauer Vergleich des Stoffwechsels empfindlicher und resistenter Stämme kann zu der gesuchten Schlüsselreaktion führen. — Soweit die theoretische Überlegung.

Außer der Frage, in welchem Bereich des Stoffwechsels ein solcher Vergleich durchzuführen ist, bietet diese Methode noch weitere Schwierigkeiten:

a) Für die Entstehung von Resistenz können eine Reihe von Mechanismen verantwortlich sein, die nichts mit der Wirkungsweise des Antibioticums zu tun haben, z. B. eine enzymatische Spaltung des Antibioticums im Falle der Penicillin-Resistenz bei Staphylokokken oder eine tiefgehende Veränderung der Zellpermeabilität.

b) Bei der Mutation empfindlich-resistent werden eine Reihe weiterer Eigenschaften mitbetroffen, die nichts mit der Wirkungsweise des Antibioticums zu tun haben.

Wenn die Antibioticaresistenz zur Aufklärung der Wirkungsweise herangezogen werden soll, dann leistet sie gute Dienste bei der Abklärung der Gruppenzugehörigkeit der verschiedenen Antibiotica.

f) Variation am Antibioticum-Molekül. Das Ziel solcher Arbeiten ist, neben einer Verbesserung der antibiotischen Wirkung oder der pharmakologischen Eigenschaften, herauszufinden, an welche spezifische Strukturen die antibiotische Wirkung gebunden ist. Das am besten untersuchte Beispiel ist das Chloramphenicol. Eine Verbesserung der antibiotischen Wirkung in Richtung Wirkungshöhe oder Spektrumserweiterung gelang ebenso wenig wie eine wesentliche Verbesserung der pharmakologischen Eigenschaften. Als Bedingungen für eine brauchbare Antibioticawirkung von Chloramphenicolderivaten wurde erkannt:

1. Nur die D(—)-Threo-Isomere sind wirksam gegen Bakterien.

2. Der Dichloracetyl-Rest kann höchstens durch den entsprechenden Brom-Rest ersetzt werden.

3. Die endständige, primäre Alkoholgruppe muß als solche frei vorhanden sein.

4. Am Benzolring muß ein para-ständiger Substituent vorkommen.

In der Abb. 45 sind das Chloramphenicol und seine Isomeren wiedergegeben, in der Chloramphenicol-Formel sind die für eine brauchbare Wirkung unabdingbaren Strukturelemente unterstrichen.

$$O_2N-C_6H_4-\overset{\displaystyle H}{\underset{\displaystyle OH}{C}}-\overset{\displaystyle NHCOCHCl_2}{\underset{\displaystyle H}{C}}-CH_2OH \qquad D(-)Threo$$
Chloramphenicol

$$O_2N-C_6H_4-\overset{\displaystyle H}{\underset{\displaystyle OH}{C}}-\overset{\displaystyle H}{\underset{\displaystyle NHCOCHCl_2}{C}}-CH_2OH \qquad L(+)Erythro$$

$$O_2N-C_6H_4-\overset{\displaystyle OH}{\underset{\displaystyle H}{C}}-\overset{\displaystyle NHCOCHCl_2}{\underset{\displaystyle H}{C}}-CH_2OH \qquad D(-)Erythro$$

$$O_2N-C_6H_4-\overset{\displaystyle OH}{\underset{\displaystyle H}{C}}-\overset{\displaystyle H}{\underset{\displaystyle NHCOCHCl_2}{C}}-CH_2OH \qquad L(+)Threo$$

Abb. 45. Chloramphenicol und seine Stereoisomeren. Unterstrichen sind die für eine brauchbare Chloramphenicolwirkung unabdingbaren Voraussetzungen

Chloramphenicol ist, neben dem Cycloserin und neuerdings dem Griseofulvin, das für solche Versuche am besten geeignete Antibioticum, da es leicht synthetisiert werden kann. Das Chloramphenicol greift in die Proteinsynthese ein (siehe S. 76), die L(+)-Erythro-Isomere hemmt die Synthese von D-Glutamylpolypeptiden, ohne das Bakterienwachstum selbst zu hemmen.

Die bisher vorliegenden Arbeiten, über Moleküländerungen Einblick in die Wirkungsweise zu gewinnen, haben wenig Erfolg gehabt.

g) Die optische Kontrolle der Zellen unter Antibioticaeinfluß. Studiert werden bei dieser Methode vor allem der Einfluß subletaler Dosen. Unter dem Einfluß subletaler Dosen bestimmter Antibiotica zeigen zahlreiche Bakterien typische, anormale Formen. Die optische

Kontrolle wies bereits auf Beziehungen in der Wirkungsweise von Penicillin, Bacitracin und Cycloserin hin, als man noch keine Angaben darüber hatte, daß unter dem Einfluß dieser Antibiotica gleiche oder ähnliche Stoffwechselprodukte angereichert werden. Diese Methode ist, wie der Vergleich resistent-empfindlicher Keime, geeignet, Verwandtschaften zwischen verschiedenen Antibiotica aufzudecken, weiter führt sie in der Regel nicht.

h) Die Kontrolle der Aufnahme und des Einbaues bestimmter Substanzen. Als Beispiel für das Vorgehen und die Resultate dieser Methode sind in der Tab. 4 die Zahlen eines Versuches mit Penicillin und Chloramphenicol wiedergegeben.

Tabelle 4. *Hemmung des Einbaus von Glutaminsäure durch Penicillin und Chloramphenicol unter verschiedenen Versuchsbedingungen* (nach GALE)

	Hemmung in % der Kontrolle	
	Proteinfraktion	Zellwandfraktion
Chloramphenicol:		
Glucose + Glutaminsäure	58	0
Glucose + 18 Aminosäuren	94	0
Penicillin:		
Glucose + Glutaminsäure	0	91
Glucose + 18 Aminosäuren	0	78

Isoliert betrachtet sagen die Zahlen der Tab. 4 wenig aus, außer daß Penicillin und Chloramphenicol an ganz verschiedenen Stellen eingreifen. Kombiniert mit den Ergebnissen anderer Methoden sind diese Zahlen ein weiterer Beleg für die Feststellungen, daß Penicillin die Synthese der Zellwand hemmt ohne die Proteinsynthese zu stören, während Chloramphenicol in die Proteinsynthese eingreift, die Zellwandsynthese aber nicht beeinflußt.

B. Antibiotica und Zellwandsynthese

Bereits im Jahre 1949 wiesen PARK u. Mitarb. nach, daß unter dem Einfluß subletaler Dosen von Penicillin durch *Staphylococcus aureus* bestimmte Stoffe angereichert werden. Die weitere Bearbeitung ergab ein Gemisch nahe verwandter Substanzen, deren Hauptkomponente die nachstehende Formel (Abb. 46) zugeschrieben werden konnte.

Vorerst bereitete die Einordnung dieses komplizierten Stoffwechselproduktes in den Bakterienstoffwechsel einige Mühe. Diese Verbindungen haben mitgeholfen, wesentliche Einblicke in den Aufbau der Bakterienzellwand zu gewinnen. Die in der Abb. 46 wiedergegebene Verbindung ist für diesen Stamm von *Staphylococcus aureus* eine Vorstufe der Zellwandsynthese. In der Abb. 47 ist eine der möglichen Strukturen für die Zellwand dieses Stammes aufgezeichnet.

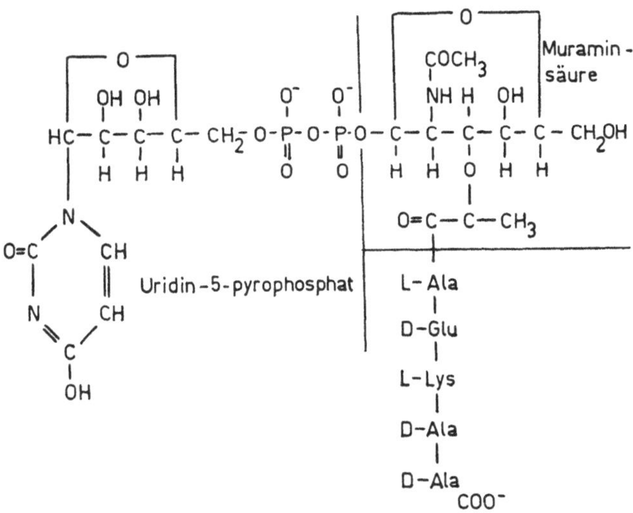

Abb. 46. Hauptkomponente des unter Penicillineinfluß durch *Staphylococcus aureus* angereicherten Stoffgemisches (nach Strominger 1962)

Abb. 47. Eine der möglichen Strukturen des Grundgerüstes der Zellwand von Staphylococcus aureus (nach Strominger 1962)

Das Gerüst einer ruhenden Zelle hat man sich als monomolekularen Film vorzustellen, der geschlossen die ganze Zelle umgibt. Im Innern ist an dieses Gerüst die Cytoplasmamembran angeschlossen, außen sind verschiedene Stoffe an- resp. eingelagert. Dieses mehrfach vernetzte Gerüst ist für die hohe Stabilität der Zellwand grampositiver Bakterien verantwortlich. Die Muraminsäurepeptidteile in der Abb. 47 entsprechen vollständig dem Muraminsäurepeptid der in Abb. 46 wiedergegebenen Struktur. Die Ausbildung des Peptidteiles schwankt etwas von Mikroorganismus zu Mikroorganismus, ebenso ist die gegenseitige Verknüpfung nicht bei allen Stämmen dieselbe.

Der Aufbau des Muraminsäurepeptides (nach STROMINGER) ist in der Abb. 48 aufgezeichnet. In diese Abbildung sind auch bereits die den Aufbau der Zellwand hemmenden Antibiotica eingeschrieben. Es sind dies die Antibiotica Penicillin, Bacitracin, Novobiocin, Ristocetin, Cycloserin und O-Carbamyl-D-serin.

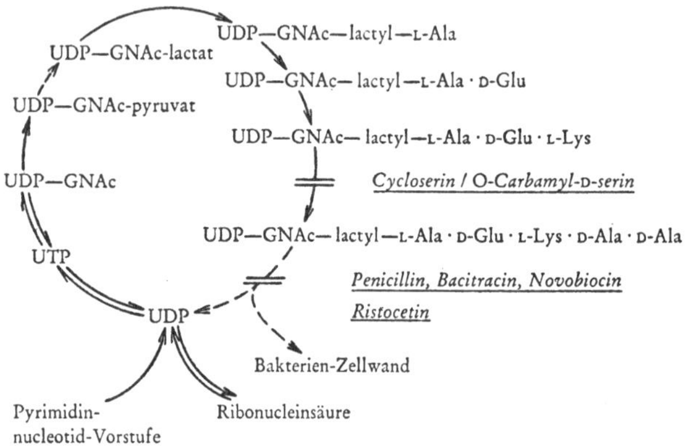

Abb. 48. Synthese des Muraminsäurepeptides durch *Staphylococcus aureus* (nach STROMINGER 1962), und die Angriffsorte der Antibiotica Penicillin, Bacitracin, Novobiocin, Ristocetin, Cycloserin und O-Carbamyl-D-serin

Die Anreicherung von Uridin-5-pyrophosphat-muraminsäurepeptiden ist nicht auf Penicillin beschränkt. Die gleichen Verbindungen werden angereichert unter der Einwirkung von Bacitracin, Novobiocin und Ristocetin. Diese drei Antibiotica besitzen ein dem Penicillin sehr ähnliches Wirkungsspektrum. Unter dem Einfluß von Cycloserin wird ein Uridin-5-pyrophosphat-muraminsäurepeptid angereichert, das kein D-Alanin enthält, im übrigen aber die gleiche Struktur aufweist wie das unter Penicillineinfluß akkumulierte Hauptprodukt. Cycloserin ist ein Antimetabolit des D-Alanins, und somit ist das Fehlen von D-Alanin im angereicherten Produkt verständlich. Für das O-Carbamyl-

D-serin, das mit Cycloserin eine synergistische Wirkung zeigt, darf die Anreicherung des gleichen Stoffwechselproduktes angenommen werden, da O-Carbamyl-D-serin ebenfalls ein Antimetabolit des D-Alanins ist.

Bei der Vermehrung der Zellen muß das starre, monomolekulare Gerüst lokal gelöst werden, so daß in die entstehende Lücke weitere Muraminsäurepeptidstücke eingelagert werden können. Die Wirkung des Penicillins und der mit ihm wirkungsmäßig verwandten Antibiotica Bacitracin, Ristocetin, Novobiocin würde nach dieser Vorstellung darin bestehen, daß das Gerüst lokal gelöst wird, aber keine weiteren Muraminsäurepeptide mehr eingelagert werden können. Die Lösung der Hülle erfolgt, die erneute Verfestigung bleibt aber aus, und damit ist ein lebensbedrohender Schaden entstanden. Beim Novobiocin kommen wohl noch andere Wirkungen dazu, und es wurde bereits der Verdacht geäußert, daß die Anreicherung der Zellwandvorstufen beim Novobiocin nur als Folgereaktion zu werten sei. Durch den Defekt in der Hülle geht die Stabilität der Zellwand verloren, und unter der Einwirkung eines geringen osmotischen Schockes stirbt die Zelle dann ab.

Am Bild der Wirkung dieser Antibiotica ist vorläufig noch unbefriedigend, daß chemisch so verschiedene Stoffe wie Penicillin, Bacitracin, Ristocetin und Novobiocin dieselbe Wirkungsweise besitzen sollen. Cycloserin und O-Carbamyl-D-serin sind von diesen Bedenken auszunehmen, sie haben einen anderen Wirkungsmechanismus, und ihre Wirkung ist vom Metaboliten-Antimetaboliten-Konzept her verständlich (Formeln in Abb. 49).

Die geschilderte Vorstellung von der Wirkungsweise des Penicillins vermag viele Beobachtungen und Eigenarten der Penicillinwirkung zu erklären:

1. Penicillin wirkt nur auf sich vermehrende Zellen, und um so stärker je rascher sich die Zellen vermehren.

2. Penicillin hemmt den Einbau von Glutaminsäure in die Bakterienzellwand (siehe Tab. 4).

3. Mit Hilfe von ^{35}S-markiertem Penicillin konnte eine spezifische, Penicillin-bindende Komponente nachgewiesen werden. Diese Komponente hat ihren Sitz in der Cytoplasmamembran. Es muß angenommen werden, daß auch die Bakterienzellwand durch die Cytoplasmamembran, d. h. durch Enzyme, die dort lokalisiert sind, aufgebaut wird.

4. Penicillin induziert unter bestimmten Bedingungen die Bildung von sogenannten L-Formen. Die stabilen L-Formen sind gegen Penicillin unempfindlich. Die Beobachtung, daß die stabilen L-Formen keine oder mindestens keine intakte Zellwand aufweisen, gibt gleichzeitig einen Hinweis auf die Entstehung solcher Formen unter dem Einfluß die Zellwandsynthese hemmender Substanzen wie auch für die Erklä-

rung der Penicillinresistenz dieser Formen. Unter isotonischen Bedingungen kann bei enzymatischer Lösung des Zellwandgerüstes und Hemmung der Wiederverfestigung der nackte Protoplast austreten und sich erhalten.

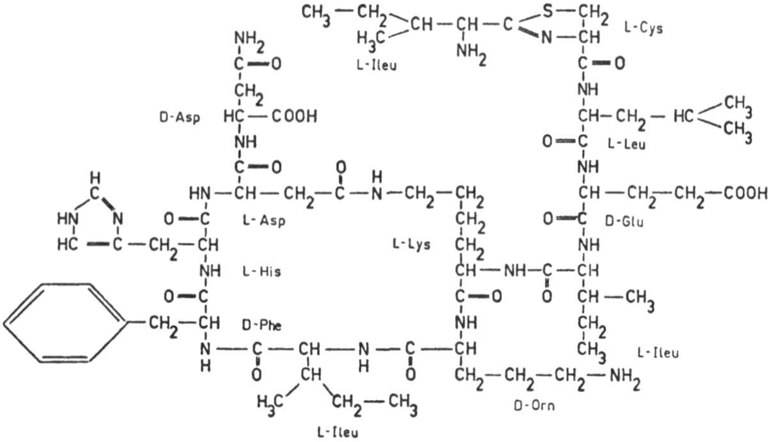

Bacitracin

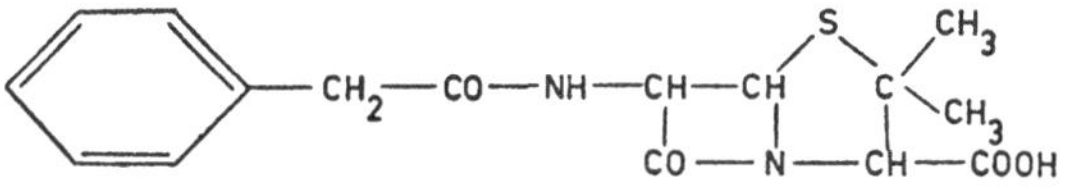

Penicillin G

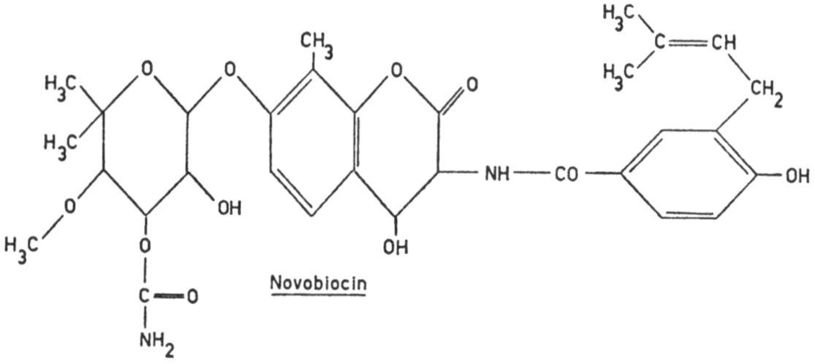

Novobiocin

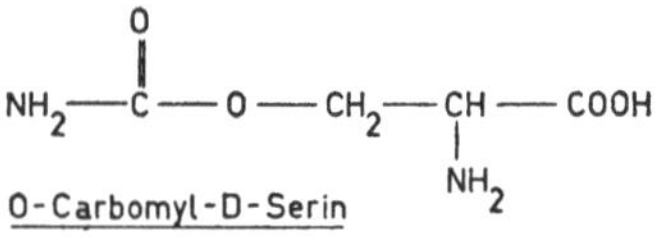

O-Carbomyl-D-Serin

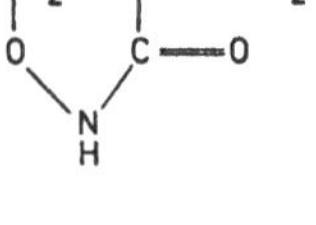

Cycloserin

Abb. 49. Formeln der Antibiotica, die in die Zellwandsynthese eingreifen

5. Aus Muraminsäurepeptiden aufgebaute Zellwandgerüste lassen sich nur bei Bakterien nachweisen. Die hohe Wirksamkeit von Penicillin gegen Bakterien bei gleichzeitig geringer Toxicität für Warmblüter wird durch die geschilderte Wirkungsweise des Penicillins verständlich.

C. Antibiotica und die osmotische Barriere der Zellen

Jede lebende Zelle bedarf einer gut funktionierenden osmotischen Barriere, die Unterschiede zwischen der Innen- und Außenlösung überbrückt, Schwankungen im osmotischen Wert der Außenlösungen ausgleicht und den Aus- resp. Eintritt bestimmter Substanzen selektiv

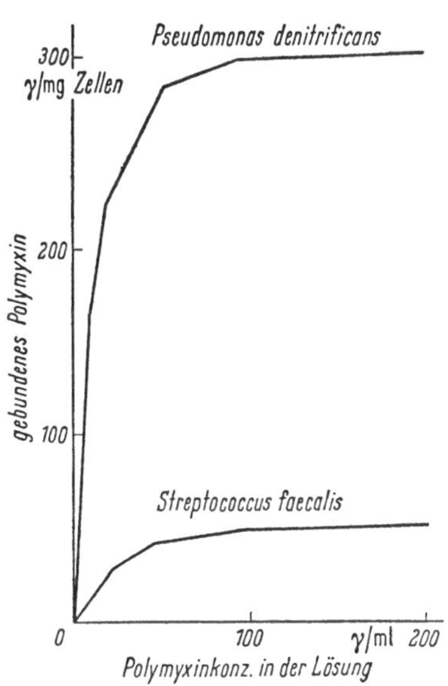

Abb. 50. Die Bindung von Polymyxin an intakte Zellen (nach Newton)

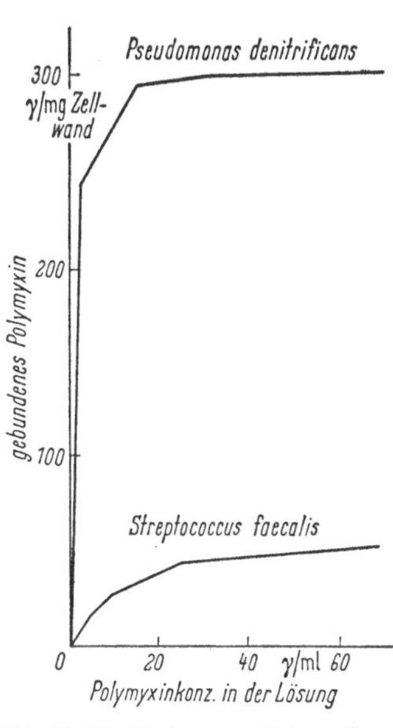

Abb. 51. Die Bindung von Polymyxin an die Zellwandfraktion (nach Newton)

regelt. Sitz dieser osmotischen Barriere ist bei Bakterien die Cytoplasmamembran. Verschiedene Antibiotica, wie Polymyxine, Colistine, Nisine und Gramicidin, greifen diese osmotische Barriere an. Für das Polymyxin hat Newton eine selektive Bindung an die Cytoplasmamembran der empfindlichen Bakterien wahrscheinlich gemacht. In den Abb. 50 u. 51 sind die Versuche von Newton dargestellt. Sie zeigen einen gleichen Unterschied in der Bindung von Polymyxin an die intakten Zellen und die Zellwandfraktion bei empfindlichen Bakterien, *Pseudomonas denitrificans*, und bei resistenten, *Streptococcus faecalis*.

Bei gramnegativen Keimen kann die Zellwand nicht auf einfache Weise von der Cytoplasmamembran abgetrennt werden wie bei grampositiven Bakterien. Bei fraktionierter Zentrifugation mechanisch zerstörter Zellen gramnegativer Bakterien findet sich die Cytoplasmamembran in der gleichen Fraktion wie die Zellwandtrümmer. Den Nachweis einer Bindung des Polymyxins an die Bakterienzellwand, resp. die darunter liegende Cytoplasmamembran konnte NEWTON noch auf eine zweite Art liefern. Er koppelte Polymyxin mit einem Fluorescenzfarbstoff und gab dieses Kopplungsprodukt zu einer Bakterienaufschwemmung. Die behandelten Zellen wurden ausgewaschen, um überschüssigen Farbstoff zu entfernen, und nachher wurden sie im Fluorescenzmikroskop untersucht.

Das Fluorescenz-markierte Polymyxin fand sich an der Zelloberfläche angereichert vor. Versuche mit Phospholipiden, die aus Bakterien isoliert wurden, ergaben eine Bindung des Polymyxins mit diesen Stoffen. Die Bindung war bei Extrakten aus empfindlichen Keimen stärker als bei solchen aus resistenten Keimen.

Phospholipide sind Bestandteile der Cytoplasmamembran der Bakterien. Die Bindung eines Antibioticums an diese Stoffe muß die osmotischen Eigenschaften der Cytoplasmamembran verändern. Die Cytoplasmamembran kann ihre lebensnotwendige Funktion nicht mehr ausüben, die Zellen gehen ein. Diese Wirkung tritt ein, praktisch unabhängig davon, ob die Zellen ruhen oder sich vermehren.

Eine gleiche oder ähnliche Wirkung wie bei Polymyxin, kann für andere Polypeptid-Antibiotica angenommen werden (Nisin, Colistin, Bacitracin, Subtilin etc.). Noch keine befriedigende Erklärung liegt für die Beobachtung vor, daß Polymyxin und Colistin vorwiegend auf gramnegative Bakterien wirken, während Gramicidin und Nisin eine wesentlich stärkere Wirkung gegen grampositive Keime als gegen gramnegative zeigen. Erwähnenswert ist auch die Tatsache, daß solche wie oberflächenaktive Desinfektionsmittel wirkende Polypeptid-Antibiotica bisher erst in Kulturen von Bakterien gefunden wurden, und zwar nur bei *Bacillaceae*.

D. Antibiotica, die in den Nucleinsäure- und Proteinstoffwechsel eingreifen

1. Molekularbiologische Grundlagen der Proteinsynthese

Grundlage jeder Proteinsynthese normaler Zellen ist die in der Desoxyribonucleinsäure (DNS) enthaltene genetische Information für die Sequenz der Aminosäuren im Protein. Je drei Basen der DNS sind für eine Aminosäure im Protein bestimmend. Die lineare Anordnung der Basen in der DNS stimmt mit der linearen Anordnung der Aminosäure im Protein überein, es besteht Kolinearität. Die DNS weist eine

Doppelhelix-Sekundärstruktur auf. Die Sequenz der Basen in einem Strang ergibt zwangsläufig die Sequenz der Basen im anderen Strang. Die Abb. 52 zeigt eine schematische Darstellung eines Ausschnittes aus einer DNS-Helix. Die einzelnen Stränge werden durch die phosphorylierte Desoxyribose gebildet, welche die Basen trägt. In der Abb. 53 sind die zusammengehörenden Basenpaare wiedergegeben.

Die Doppelhelix erhält durch die Querverbindungen zwischen den sich entsprechenden Basen die notwendige Stabilität. Die Einzelstränge stellen sehr gebrechliche Gebilde dar. Im Verlaufe der Proteinsynthese, oder aber der Reduplikation bei der Zellvermehrung, muß sehr wahrscheinlich die Doppelhelix mindestens partiell gelöst werden. Dies bringt einen Zustand erhöhter Empfindlichkeit gegen alle möglichen Angriffe mit sich.

Die Proteinsynthese läuft über mehrere Stufen ab:

a) Lösen der Doppelhelix innerhalb eines begrenzten Bezirks.

b) Anlagerung entsprechender Basen der Ribonucleinsäure. In der Ribonucleinsäure (RNS) ersetzt das Uracil das Thymin als Partner des Adenins. Die angelagerten Basen werden zu einer RNS verknüpft, die die genetische Information des entsprechenden Abschnittes der DNS enthält. Die dabei gebildete, sehr empfindliche RNS wird als Messenger-RNS (m-RNS) bezeichnet.

c) Die m-RNS geht von der DNS weg und lagert sich an die Ribosomen an. Mehrere Ribosomen haben sich zu einem als Polysom bezeichneten Gebilde zusammengelagert.

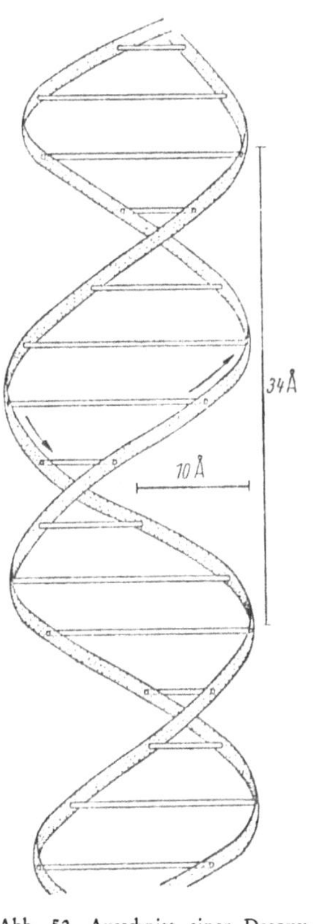

Abb. 52. Ausschnitt einer Desoxyribonucleinsäure-Doppel-Helix. (Schematische Darstellung, die Querverbindungen stehen für die in Abb. 53 wiedergegebenen Basenpaare)

d) Die freien Aminosäuren, aus dem Intermediärstoffwechsel stammend, werden mit Adenosintriphosphat gekoppelt und unter Austausch des Adenosinmonophosphates auf eine lösliche Ribonucleinsäure übertragen (s-RNS). Die s-RNS hat ein kleineres Molekulargewicht als die m-RNS und die RNS der Ribosomen. Die Sekundärstruktur der s-RNS ist wahrscheinlich ebenfalls eine Doppelhelix, wobei die

RNS-Kette in der Mitte umgelegt ist und so in sich die Doppelhelix bildet. An der Umbiegestelle liegen, nach der hier verwendeten Annahme, drei Basen frei vor. Die übrigen Basen der s-RNS liegen einander gegenüber und sind durch Wasserstoffbrücken gegenseitig verbunden. Die freien Basen an der Umbiegestelle enthalten die Information über die am entgegengesetzten Ende angefügte Aminosäure. Die Übertragung der Aminosäuren auf die s-RNS ist in der Abb. 54 in Formeln gefaßt. Für jede Aminosäure muß eine gesonderte lösliche RNS gebildet werden.

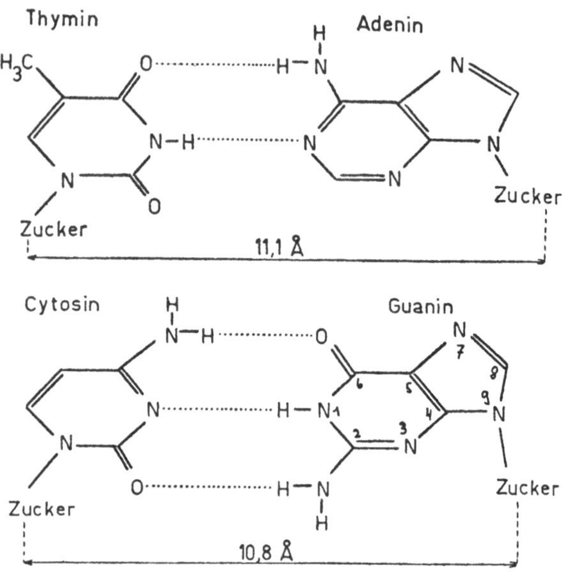

Abb. 53. Die Basenpaare der Desoxyribonucleinsäure. Die Wasserstoffbrücken zwischen den einzelnen Basen geben der DNS-Doppelhelix die notwendige Stabilität

e) In einer noch unklaren Weise kommt es im Bereich zusammengelagerter Ribosomen (Polysome) zu einer Verbindung der m-RNS mit den einzelnen s-RNS. Die s-RNS reihen sich in der durch die m-RNS gegebenen Reihenfolge an die m-RNS an. Die an den Enden der s-RNS vorhandenen Aminosäuren werden untereinander verknüpft. Das Protein wird abgelöst, die s-RNS steht für weitere Synthesen wieder zur Verfügung, und die m-RNS löst sich wahrscheinlich auf, wobei die Basen für weitere Ablesungen wieder Verwendung finden.

Dieser hier geschilderte Weg der Proteinsynthese ist nichts weiter als eine Annahme, eine Annahme, die einerseits mit den bisherigen Untersuchungen einigermaßen in Einklang steht und die andererseits eine lückenlose Übertragung der Information aus der DNS auf das Protein ermöglicht. Dieser komplizierte Prozeß ist dem Angriff verschiedener Antibiotica ausgesetzt.

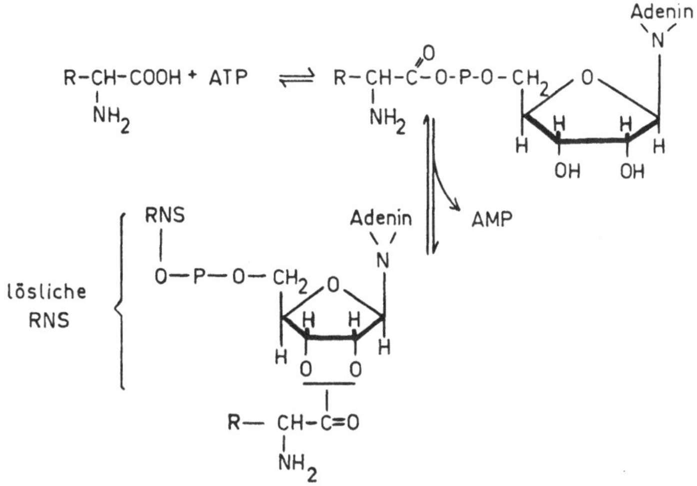

Abb. 54. Die Übertragung einer freien Aminosäure auf die lösliche RNS

2. Antibiotica, die in diesen Prozeß eingreifen

Die *Actinomycine* gehen in spezifischer Weise eine Bindung mit der DNS ein. Wahrscheinlich erfolgt die Bindung an das Stickstoffatom 7 (siehe Abb. 53) des Desoxyguanosins. Durch diese Anlagerung des Actinomycins an die DNS wird die Ablesung der in der DNS enthaltenen Information, sowohl für die Proteinsynthese wie auch für die Reduplikation, im Laufe der Zellvermehrung blockiert. Die Actinomycine enthalten ein — in allen Actinomycinen gleiches — Chromophor und einen — von Actinomycin zu Actinomycin unterschiedlichen — Peptidteil (Abb. 55). Die verschiedenen Actinomycine unterscheiden sich in bezug auf die Wirkungshöhe, aber nicht in ihrer Wirkungsweise. Die Beobachtung, daß die Wirkungshöhe gegen Bakterien weitgehend parallel geht mit der Höhe der Toxicität gegen Warmblüter, kann bei der geschilderten Wirkungsweise der Actinomycine nicht überraschen. Die Bindung der Actinomycine an die DNS kann dann leicht erfolgen, wenn die Doppelhelix in die Einzelstränge gelöst ist, wie wir das für einen bestimmten Abschnitt der Proteinsynthese und wahrscheinlich auch der Reduplikation annehmen müssen. Damit in Einklang stehen die Beobachtungen, daß die Actinomycine einerseits nur auf sich vermehrende Bakterien bactericid wirken und anderseits die Wirkung auf Gewebezellen um so größer ist, je rascher das betreffende Gewebe wächst (z. B. Tumorzellen).

Eine ähnliche Wirkungsweise ist für die Chinoxalinantibiotica anzunehmen (Echinomycin, Chinomycin C, Triostin und Antibioticum A 6270). In diesen Antibiotica finden wir ebenfalls einen Peptidteil, aber anstelle des Actinomycinchromophors 2 Mol Chinoxalinsäure. Die Verwandtschaft in der Wirkungsweise zwischen Actinomycinen und Chinoxalinantibiotica äußert sich in den folgenden Übereinstimmungen:

a) ähnliches Wirkungsspektrum und ähnliche Wirkungshöhe gegen Bakterien,

b) ähnlich hohe Toxicität für Warmblüter,

c) Wirkung gegen Tumore in vitro und in vivo,

d) gleiche, langsame Resistenzentstehung und Kreuzresistenz zwischen diesen beiden Antibioticagruppen.

Für die *Anthracyclin-Antibiotica Cinerubin A* und *Daunomycin* hat KERSTEN ebenfalls eine Bindung an die DNS nachgewiesen. Bei den Anthracyclin-Antibiotica handelt es sich um Stoffe mit völlig anderer Struktur als die Actinomycine. Die Formeln, der in die Proteinsynthese bereits auf der Stufe der DNS eingreifenden Antibiotica, sind in der Abb. 55 wiedergegeben.

Für die *Mitomycine* darf ebenfalls ein Angriff auf die DNS angenommen werden, der sich allerdings nicht in der Bindung an die DNS erschöpft. In der Folge der Mitomycin-Einwirkung kommt es zu einer Depolymerisation der DNS und zu einer wesentlichen Veränderung im RNS-Haushalt.

Die 3 Antibioticagruppen Actinomycine, Mitomycine und Anthracycline gehören verschiedenen Stoffklassen an, und es kann daher, auch bei gleichem oder ähnlichem Angriffsort, kein einheitlicher Wirkungsmechanismus erwartet werden. Der Eingriff in den Nucleinsäurestoffwechsel wirkt sich auf sich rasch vermehrende Zellen stärker aus als auf sich langsam vermehrende. Auf den Ruhestoffwechsel zeigen die genannten Antibiotica kaum mehr eine Wirkung. Tumorgewebe vermehrt sich in der Regel rascher als normales Gewebe, und demzufolge werden Tumorzellen durch diese Antibiotica stärker beeinflußt als gesundes Gewebe. Die Selektivität der Wirkung ist aber keine echte, da in beiden Geweben die Angriffsorte dieselben sind. Ein Stoff, der die Ablesung der DNS für die Reduplikation und die Proteinsynthese verhindert, muß eine hohe Toxicität aufweisen, da er einen fundamentalen, auf keine Weise zu überbrückenden Lebensprozeß stört. Die Antibiotica Actinomycine, Mitomycine und Anthracycline wirken sehr toxisch, wobei die chronische Toxicität noch höher liegt als die akute.

Für Antibiotica, die in den Nucleinsäurestoffwechsel eingreifen, müßte ein breites Wirkungsspektrum erwartet werden, da der Angriffsort in allen Zellen vorkommt. Dem ist aber bei den genannten Antibiotica nicht so, z. B. wirken die Actinomycine sehr stark auf grampositive Bakterien aber nicht auf gramnegative und Pilze. Die Wirkung der Anthracycline ist auf grampositive Bakterien, gewisse Protozoen und Hefen beschränkt, höhere Pilze und gramnegative Keime werden nicht gehemmt. Bestimmte Beobachtungen lassen annehmen, daß dieses begrenzte Wirkungsspektrum durch ein unterschiedliches Eindringen bei den verschiedenen Keimen bedingt ist. Zum

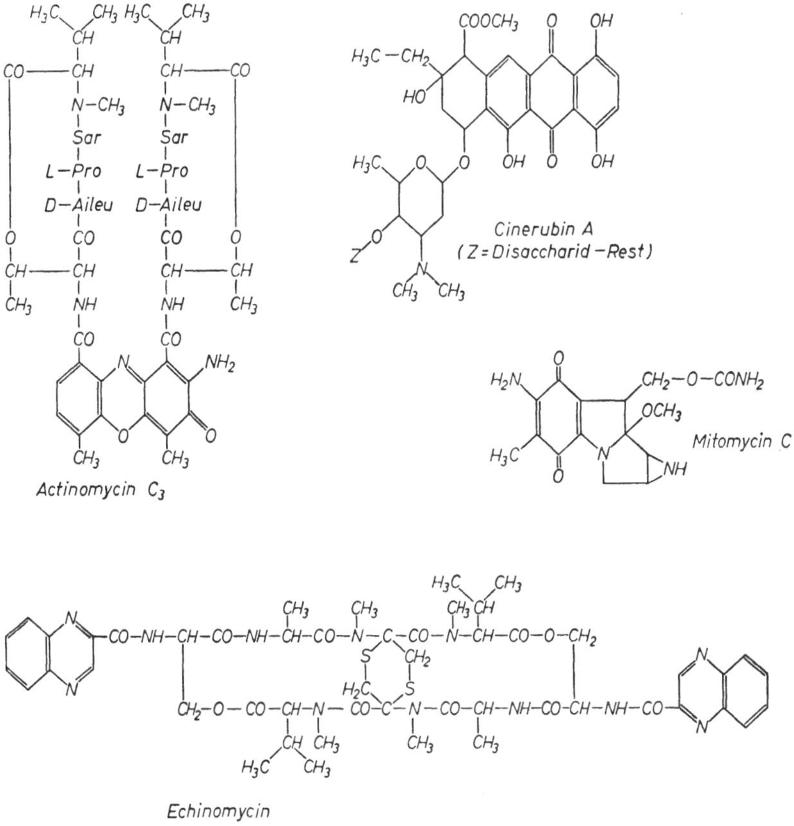

Abb. 55. Antibiotica, für die ein Eingriff in den Nucleinsäurestoffwechsel sichergestellt resp. anzunehmen ist

Beispiel wird *Escherichia coli* durch Actinomycine nicht gehemmt, während in nackten Protoplasten dieses Keimes die Proteinsynthese durch das gleiche Antibioticum blockiert wird.

Eine Überlegung wert ist auch die Frage: Wie schützt sich der Produzent derartiger Antibiotica vor dem eigenen Gift? Welche Möglichkeiten besitzt z. B. ein Actinomycinbildner, um zu verhindern, daß sich seine eigene DNS mit dem Actinomycin, das er selber bildet, verbindet? Unter bestimmten Bedingungen (junge, rasch wachsende Kulturen) sind die Produzenten dieser Stoffe gegen ihre eigenen Antibiotica fast ebenso empfindlich wie andere Mikroorganismen. Liegen die Verhältnisse ungünstig, dann sind diese Actinomyceten eigentliche „Selbstmörder". Diese Beobachtungen, die man sowohl mit Anthracyclinbildnern wie auch mit Actinomycinproduzenten leicht wiederholen kann, weisen darauf hin, daß auch in diesen Zellen eine Bindung dieser Stoffe an die eigene DNS möglich ist. Der Schutz vor dem eigenen Antibioticum kann nicht in einer Unempfindlichkeit am Wirkungsort liegen. Da diese Stoffe sowohl im Zellinnern vorkommen wie auch in das Medium ausgeschieden werden, führt auch die Annahme einer antibiotisch inaktiven Vorstufe nicht weiter. Der Schutz der eigenen DNS vor der Bindung an die selbstgebildeten Stoffe muß auf einer räumlichen und/oder zeitlichen Trennung von Bildungs- und Wirkungsort liegen. Für eine räumliche Trennung spricht die hohe topographische Organisation der Zelle, die es ohne weiteres erlauben würde, die Kernsubstanz in räumlicher Entfernung vom Syntheseort solcher Antibiotica zu halten, z. B. müssen ja auch die Protein-abbauenden Enzyme räumlich getrennt werden von den zelleigenen Proteinen. Die Kenntnisse über die submikroskopische Struktur der Actinomyceten reichen allerdings noch nicht aus, um die Annahme einer räumlichen Trennung von Kernsubstanz und Antibiotica-Syntheseort zu rechtfertigen. Die zeitliche Trennung — rasche Zellvermehrung ohne Antibioticabildung und erst am Ende der Log-Phase einsetzende Antibioticaproduktion — kann man bei Anthracyclin- und Actinomycinbildnern häufig beobachten.

Nach den Arbeiten von JORDAN ist für das Chalkomycin, einem Vertreter der Makrolid-Antibiotica, ebenfalls ein Eingriff in die Proteinsynthese anzunehmen. Als Angriffsort kommt bei diesem Antibioticum die Übertragung der „aktivierten" Aminosäuren auf die lösliche Ribonucleinsäure in Frage. Chalkomycin ist ein Makrolid-Antibioticum, unterscheidet sich aber von den meisten Vertretern dieser Gruppe durch das Fehlen eines Aminozuckers. Die Makrolid-Antibiotica weisen untereinander teilweise gekreuzte Resistenz und sehr ähnliche Wirkungsspektren auf. Wenn sich der Angriffsort des Chalkomycins, wie er von JORDAN postuliert wurde, bestätigen sollte, dann darf angenommen werden, daß auch die anderen Makrolide hier eingreifen.

Das Chloramphenicol greift auf noch unbekannte Weise in die Proteinsynthese ein. Unter dem Einfluß von Chloramphenicol läuft die Synthese der DNS und der RNS weiter, wobei sich allerdings die Zusammensetzung der RNS wesentlich ändert, die Proteinsynthese selbst wird aber vollständig blockiert. Chloramphenicol hemmt weder die Aktivierung der Aminosäuren noch die Übertragung der aktivierten Aminosäuren auf die s-RNS. Als Angriffsort muß daher der

Bereich der Anlagerung der s-RNS an die m-RNS an den Polysomen, die Verknüpfung der Aminosäuren oder die Ablösung des Proteins angenommen werden.

Zwischen dem Angriffsort des Chalkomycins (Übertragung der aktivierten Aminosäuren auf die s-RNS) und dem des Chloramphenicols

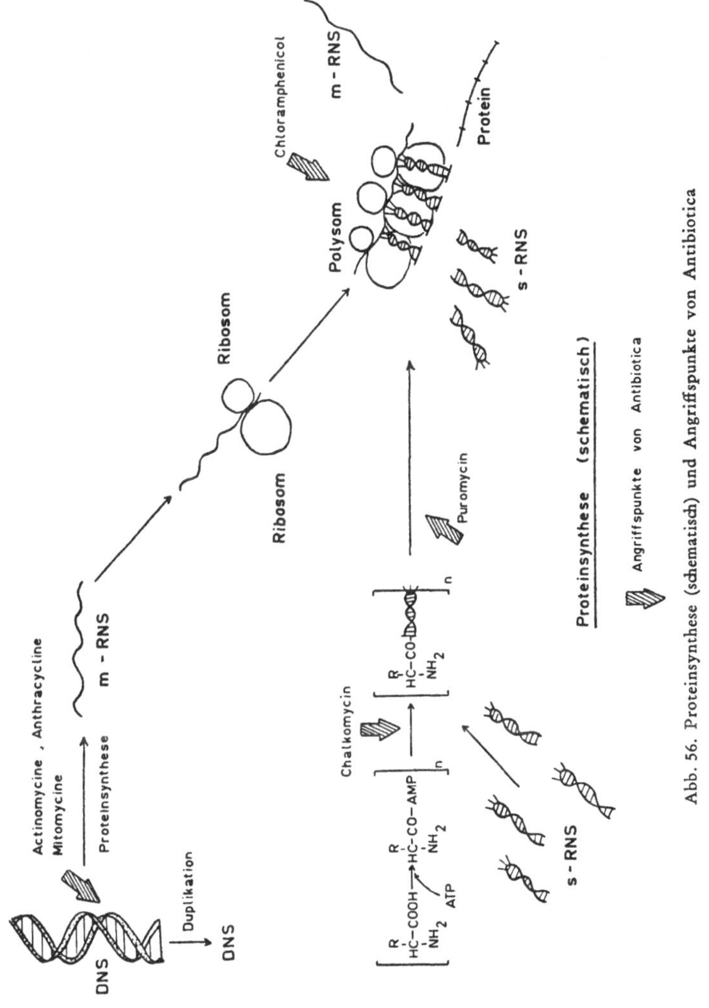

Abb. 56. Proteinsynthese (schematisch) und Angriffspunkte von Antibiotica

liegt der Angriffsort des Puromycins. Puromycin kann als falsches Endstück einer löslichen Ribonucleinsäure aufgefaßt werden. Dies geht sehr deutlich aus einer Gegenüberstellung der Formeln hervor (siehe Tab. 3). Diese falsche s-RNS wird wohl ebenfalls an die Polysomen angelagert, durch die stärkere Bindung der Aminosäure im Puromycin, Peptidbindung statt Ester, kann aber die Aminosäure nicht abgelöst werden, so daß kein normales Protein gebildet werden kann.

Das hier entworfene Bild der Proteinsynthese und der Angriffsorte einiger Antibiotica, in Abb. 56 zusammengefaßt, ist noch keineswegs

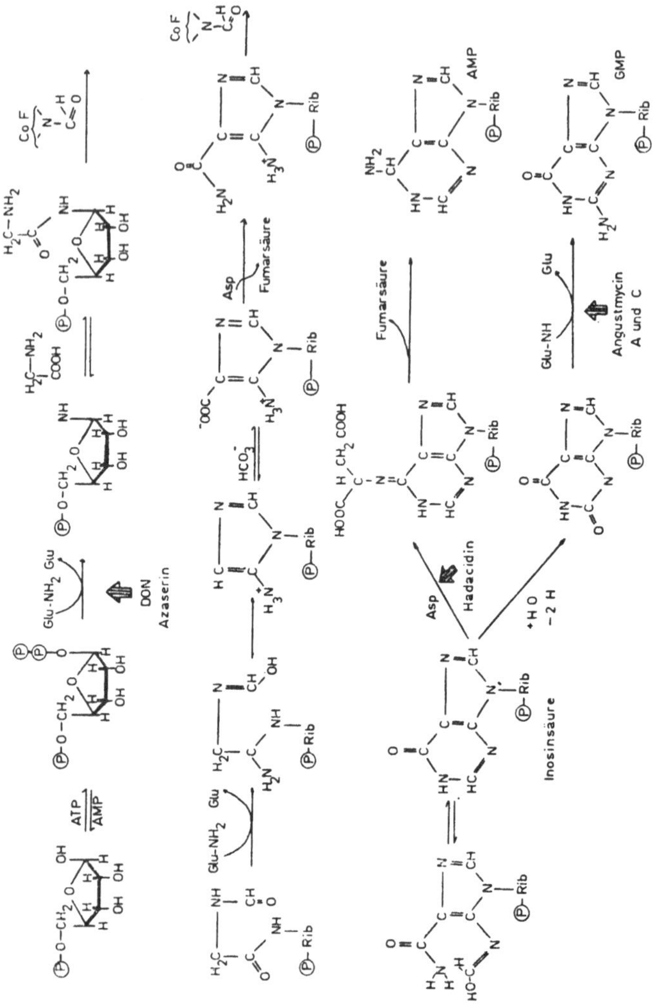

Abb. 57. Purinbiosynthese und Antibiotica

nach allen Seiten gesichert, es wird noch viele Änderungen erfahren, und doch ist es geeignet aufzuzeigen, wie eng die Frage der Wirkungsweise von Antibiotica mit der allgemeinen Biologie verknüpft ist. Die Zahl der Antibiotica, die in diesen Grundprozeß des Lebens auf irgendeiner Stufe eingreifen, resp. für die ein solcher Angriff erkannt wurde, wird in der nächsten Zeit stark ansteigen. Mit großer Wahrscheinlichkeit ist der Angriffsort des Streptomycins und auch der Tetracycline in diesem Bereich zu suchen.

E. Antibiotica und Purinsynthese

Die Purin-Biosynthese ist ein vielstufiger Vorgang, er ist in der Abb. 57 zusammengefaßt dargestellt. In die gleiche Abbildung sind die Wirkungsorte verschiedener Antibiotica eingetragen

Im Zusammenhang mit der Wirkungsweise von Antibiotica sind die folgenden Schritte der Purinsynthese interessant:

a) Ausgangspunkt der Purinsynthese ist die Ribose-5-phosphorsäure. Diese geht in das 5-Phosphoribosyl-1-pyrophosphat über.

b) In 1-Stellung wird eine Aminogruppe aus dem Glutamin angelagert, es entsteht das 5-Phosphoribosylamin. Auf dieser Stufe greifen DON (6-Diazo-5-oxo-L-norleucin) und Azaserin (O-Diazoacetylserin) ein. Die beiden Antibiotica (Abb. 58) stellen strukturverwandte Antimetaboliten des Glutamins dar.

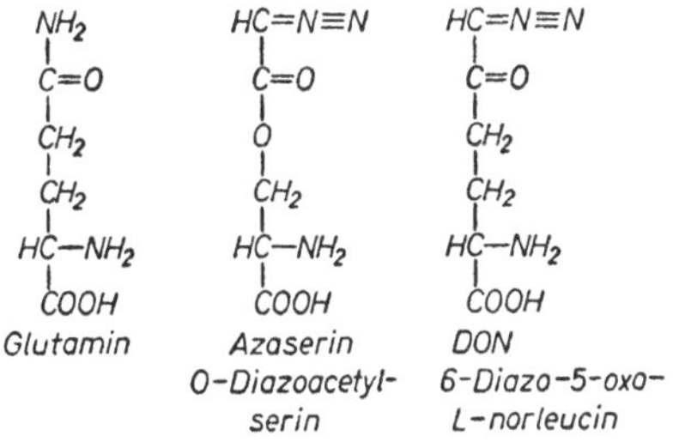

Abb. 58. Antimetaboliten des Glutamins

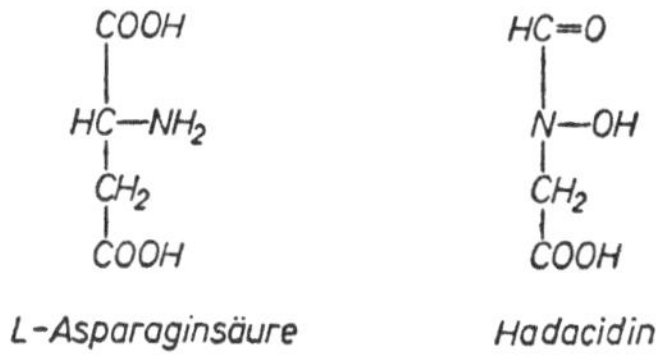

Abb. 59. Hadacidin, ein Antimetabolit der Asparaginsäure

c) Über zahlreiche Stufen, die in diesem Zusammenhang nicht interessieren, läuft die Synthese bis zur Inosinsäure.

d) Auf der Stufe der Inosinsäure teilen sich die Wege: Durch Anlagerung von Asparaginsäure entsteht die Succinyladenylsäure und daraus das Adenosin-5-phosphat (Adenylsäure). Wenn anstelle der Asparaginsäure Hadacidin angelagert wird, kann kein Adenosin-5-phosphat entstehen. Beim Hadacidin handelt es sich um einen strukturverwandten Antimetaboliten der Asparaginsäure (Abb. 59). Der andere Weg führt über Xanthosin-monophosphat zum Guanosin-monophosphat. Die Angustmycine A und C hemmen den Übergang des Xanthosinmonophosphates zum Guanosinmonophosphat. Die Angustmycine sind das Resultat einer gestörten Purinsynthese (siehe Abschnitt Biogenese)

und greifen selbst in die Biogenese der Purine ein. Auch bei den An-
gustmycinen handelt es sich um strukturverwandte Antimetaboliten

Abb. 60. Angustmycine A und C

(Abb. 60), nur daß es sich hier um eine Verwandtschaft mit den Purinen selbst und nicht wie bei Hadacidin, Azaserin und DON um
eine Verwandtschaft mit Bausteinen der Purinsynthese handelt.

F. Antibiotica und Eisenstoffwechsel

In Kulturen verschiedener Streptomyceten konnten eisenhaltige
Antibiotica nachgewiesen werden, die Sideromycine. Die Sideromycine weisen über den Gehalt an Eisen hinaus noch weitere gemeinsame
Merkmale auf: Einen sehr hohen Anteil an primär resistenten Keimen
(1 Keim auf 10^4—10^5 ist, ohne mit dem Antibioticum früher in Berührung gekommen zu sein, resistent), gekreuzte Resistenz und ähnliche chemisch-physikalische Eigenschaften. Die Wirkung dieser Antibiotica wird durch eisenhaltige Naturstoffe ähnlicher Bauart, den
Sideraminen, aufgehoben. Die bisher eindeutig beschriebenen Sideramine und Sideromycine sind in der Tab. 5 zusammengefaßt.

Tabelle 5. *Die bisher beschriebenen eisenhaltigen Antibiotica, die Sideromycine
und ihre Antagonisten, die Sideramine*

Sideromycine:	Sideramine:
Albomycin	Ferrichrom
Grisein	Coprogen
Ferrimycine A_1, A_2, B	Terregens-Faktor
Succinimycine	Ferrioxamine A, B, C, D_1, D_2, E, F, G
Danomycin	Ferrichrysin
	Ferricrocin
	Ferrirubin
	Ferrirhodin

Die Formeln von Ferrioxamin B, Ferrichrysin, Ferrirubin, Ferrichrom, Ferricrocin und Ferrirhodin als Vertreter der Sideramine sind

in der Tab. 3 den Formeln der Sideromycine Albomycin δ_2 und Ferrimycin A, soweit sie bekannt sind, gegenübergestellt. Im Albomycin δ_2 ist das ganze Kohlenstoffgerüst des Ferrichrysins enthalten. Der Glycinrest des Ferrichrysins ist im Albomycin δ_2 durch Serin ersetzt und dieses Serin trägt einen als Naturstoff ungewöhnlichen Schwefelsäureester. Im Ferrimycin A ist das gesamte Kohlenstoffgerüst des Ferrioxamins B enthalten, angefügt ist eine Seitenkette noch unbekannter Struktur. Es handelt sich hier um echte Metaboliten-Antimetaboliten-Paare. Die Wirkungsweise der Sideromycine besteht in einer Konkurrenzierung der Sideramine im mikrobiellen Stoffwechsel. Nachdem die Strukturen der Sideramine weitgehend aufgeklärt waren, drängte sich die Frage nach der Funktion dieser Verbindungen im mikrobiellen Stoffwechsel auf. Zur Frage nach der Funktion der Sideramine im mikrobiellen Stoffwechsel einige Beobachtungen und Überlegungen:

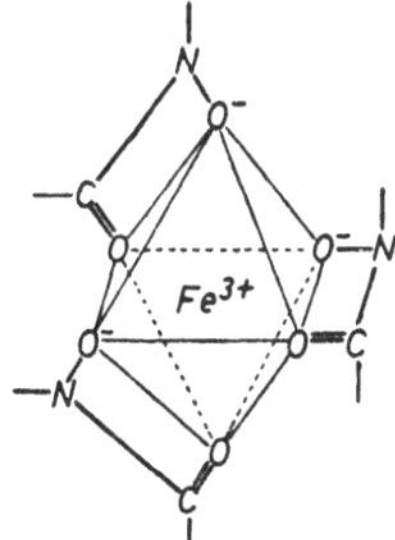

Abb. 61. Die Eisenbindung in den Sideraminen

a) Eine kompetitive Hemmung der Sideraminwirkung durch die Sideromycine führt zu einer Einstellung der Vermehrung, während der Ruhestoffwechsel unbeeinflußt bleibt. Den Sideraminen muß daher eine für die Vermehrung notwendige Funktion zukommen.

b) Die Sideramine unterscheiden sich in ihrem Bau teilweise sehr stark. Das einzige gemeinsame Merkmal bildet die Art der Eisenbindung in der Form eines Eisen(III)-hydroxamates. Dieses allen Sideraminen gemeinsame Eisenbindungszentrum ist in der Abb. 61 wiedergegeben. Trotz der großen Unterschiede im chemischen Bau können sich die Sideramine weitgehend gegenseitig vertreten. Die Art der Eisenbindung muß demnach mit der Funktion im Stoffwechsel zusammenhängen.

c) Die Stabilitätskonstanten für Eisen (III) der Sideramine sind sehr hoch, andere Metallionen werden durch die eisenfreien Grundgerüste der Sideramine nur sehr schwach gebunden. In der Tab. 6 sind die Stabilitätskonstanten verschiedener Metallkomplexe von Desferrioxamin B den Konstanten der Äthylendiamintetraessigsäure gegenüber gestellt.

Tabelle 6. *Stabilitätskonstanten verschiedener Metallkomplexe von Desferrioxamin B und Äthylendiamintetraessigsäure*

Desferrioxamin B mit		Äthylendiamintetraessigsäure mit	
Fe^{3+}	log K 30,65	Fe^{3+}	log K 25,1
Ca^{2+}	log K 2,5	Ca^{2+}	log K 10,6
Co^{2+}	log K 10,3	Co^{2+}	log K 16,1
Zn^{2+}	log K 11,1	Zn^{2+}	log K 16,1
Cu^{2+}	log K 14,2	Cu^{2+}	log K 18,3

d) Verschiedene Mikroorganismen benötigen Sideramine als Wachstumsfaktoren. Derartige Sideramin-heterotrophe Organismen sind: *Arthrobacter terregens* (Lochhead et Burton, *Arthrobacter* Stamm JG 9, *Pilobolus kleinii* van Tieghem und *Microbacterium lacticum* Stamm ATCC 8181). In der Abb. 62 ist ein Versuch mit *Microbacterium lacticum* und variablen Mengen an Ferrioxamin B dargestellt. Bei allen diesen Stämmen kann Hämin in hohen Konzentrationen mindestens teilweise die Funktion der Sideramine übernehmen.

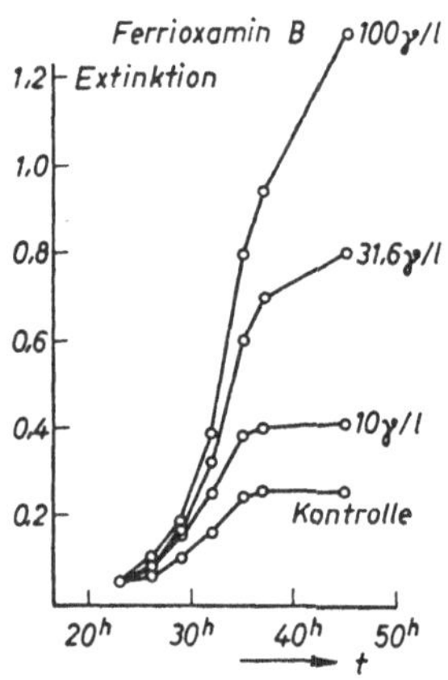

Abb. 62. Die Wirkung von Ferrioxamin B auf *Microbacterium lacticum* ATCC 8181

e) Die Bildung von Sideraminen ist bei Mikroorganismen weit verbreitet, möglicherweise bilden alle aeroben Mikroorganismen Sideramine oder müssen diese Stoffe, falls sie zur Bildung selbst nicht fähig sind, aus dem Medium aufnehmen. Die eisenfreien Grundkörper der Sideramine werden bei Eisenmangel in relativ großen Mengen in das Medium ausgeschieden. Bei genügender Eisenversorgung lassen sich keine Sideramine in der Kulturlösung nachweisen.

f) Bei den Sideramin-heterotrophen Stämmen steigt bei Anzucht auf einem Sideramin-armen Medium nach einer Sideramingabe die Katalaseaktivität stark an, bevor die Zellzahl zunimmt. Diese Steigerung der Katalaseaktivität kann durch Sideromycine gehemmt werden. Hämin in hohen Dosen bewirkt ebenfalls eine Steigerung der Katalaseaktivität, doch kann die durch Hämin verursachte Steigerung durch Sideromycine nicht gehemmt werden.

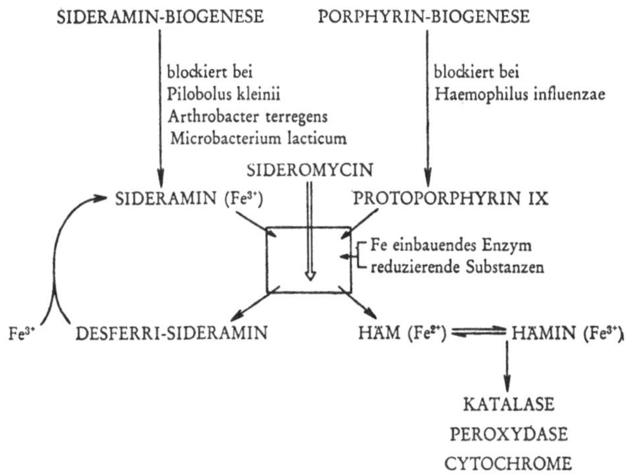

Abb. 63. Hypothese des Wirkungsmechanismus der Sideramine

Aus den genannten 6 Punkten läßt sich die in Abb. 63 wiedergegebene Hypothese der Sideraminwirkung in der mikrobiellen Zelle ableiten. Nach dieser Hypothese stellen die Sideramine Eisen-Spender eines eiseneinbauenden Systems bei der Häminsynthese dar. Ob die Sideramine auch als Eisenspender beim Einbau von Eisen in andere Stoffe wirken, bleibt noch offen. Die Sideromycine sind nach dieser Hypothese selektive Hemmstoffe des Eiseneinbaus.

Literatur

Wirkungsweise von Antibiotica, allgemein

ALBERT, A.: Selective toxicity. 2. Aufl. London: Methuen Ltd. 1960.

DAVIS, B. D., and D. S. FEINGOLD: Antimicrobial agents: Mechanism of action and use in metabolic studies. In I. C. GUNSALUS and R. Y. STANIER: The bacteria, Bd. IV. New York: Academic Press 1962.

HOCHSTER, R. M., and J. H. QUASTEL (Edt.): Metabolic inhibitors. New York: Academic Press 1964.

WEBB, J.: Enzyme and metabolic inhibitors, Vol. I. New York: Academic Press 1963.

Zellwandsynthese und Antibiotica

STROMINGER, J. L.: Antibiotics as inhibitors of bacterial cell wall synthesis. Antimicrobial agents annual 1960, 328. New York: Amer. Soc. f. Microbiology 1962.

— Biosynthesis of bacterial cell walls. In I. C. GUNSALUS and R. Y. STANIER: The bacteria, Bd. III. New York: Academic Press 1962.

WEIDEL, W., and H. PELZER: Bagshaped macromolecules. A new outlook on
bacterial cell walls. Advanc. Enzymol. 26, 193 (1964).

Antibiotica und die osmotische Barriere

NEWTON, B. A.: Surface-active bactericides. In The strategy of chemotherapy.
8th Symposium of the Soc. gen. Microbiology, Cambridge 1958.

Antibiotica, die in den Nucleinsäurestoffwechsel und die Proteinsynthese eingreifen

KIT, S.: Deoxyribonucleic acids. Ann. Rev. Biochem. 32, 43 (1963).
OCHOA, S.: Chemical basis of heredity, the genetic code. Experientia 20, 57
(1964).
SIMPSON, M. V.: Protein biosynthesis. Ann. Rev. Biochem. 31, 333 (1962).

Antibiotica und Eisenstoffwechsel

KELLER-SCHIERLEIN, W., V. PRELOG und H. ZÄHNER: Siderochrome. Fort-
schritte d. Chemie organ. Naturstoffe (Zechmeister) 22, 279 (1964).

VI. Antibiotica-Resistenz

A. Bedeutung der Antibiotica-Resistenz

Das Auftreten resistenter Keime stellt den Erfolg der Antibiotica-
Therapie in Frage. Mit zunehmender Antibioticaverwendung nimmt
der Anteil der resistenten Keime an den Primärinfektionen zu. Zwei
Beispiele sollen diese Feststellung illustrieren:

a) Anteil der Penicillin-resistenten Staphylokokken im gesamten
eingehenden Untersuchungsmaterial von Staphylokokken (Zahlen aus
einer amerikanischen Klinik).

1946 (erste ausgedehnte Penicillinanwendung)	ca. 5 %
1947/48	17,8%
1949	29,1%
1950	43,5%

von 1946 bis 1950 wurden zunehmend größere Mengen an Penicillin
verwendet, ab 1950 wurde Penicillin nach Möglichkeit durch andere
Antibiotica ersetzt.

1951	43 %
1952	31,3%
1953	22,3%

b) Tetracyclin-resistente Stämme von *Salmonella typhimurium* in
einer amerikanischen Untersuchungsstation.

1948 alle isolierten *Salmonella typhi murium*-Stämme sind gegen
Chlortetracyclin empfindlich.

1956/57 5% der vom Menschen isolierten Stämme und 9% der von Geflügel isolierten Stämme sind resistent.

1959/60 13,9% der vom Menschen und 29% der von Geflügel isolierten Stämme sind resistent.

Die Zunahme des Anteils an resistenten Stämmen kann nicht nur in den Untersuchungsstationen verfolgt werden, sondern auch während einer langdauernden Therapie bei einem bestimmten Patienten.

Wenn nicht in kurzer Zeit der Erfolg, der mit der Neueinführung eines Antibioticums zu erzielen ist, in Frage gestellt werden soll, dann muß dem Resistenzproblem große Beachtung geschenkt werden. Über die Antibiotica-Therapie hinaus ist das Problem der Resistenz aber auch für die allgemeine Biologie von großem Interesse. Die Frage nach der Entstehung der Resistenz ist gleichzeitig die Frage nach den Möglichkeiten, die dem Mikroorganismus gegeben sind, um einem Angriff durch eine für ihn giftige Substanz auszuweichen.

B. Charakterisierung der Resistenz und Entscheidung resistent — empfindlich

Wenn es sich um künstlich resistent gezüchtete Bakterienpopulationen handelt, ist das Problem relativ einfach, da dann meist der normal empfindliche Ausgangsstamm noch vorliegt und eine Bestimmung der Resistenz im Vergleich zum Ausgangsstamm vorgenommen werden kann. In diesem Falle genügt es, für die Charakterisierung der Resistenz zwei Größen zu bestimmen, die Resistenzrate und den Resistenzfaktor. Die genannten Größen sind wie folgt definiert:

$$\text{Resistenzfaktor } R = \frac{\text{min. Hemmkonz. des resistenten Stammes}}{\text{min. Hemmkonz. der Ausgangskultur}}$$

$$\text{Resistenzrate } r = \frac{\text{Anzahl resistente Keime bei Konz. X}}{\text{Anzahl empfindliche Keime bei Konz. X}}$$

Die Resistenzrate ist immer im Zusammenhang mit einem bestimmten Resistenzfaktor zu beurteilen.

Bei der Bestimmung der Resistenz ist zu beachten, daß die Empfindlichkeit einer Population und nicht einer einzelnen Zelle untersucht wird. Bei der Untersuchung künstlich resistent gezüchteter Keime spielt die Durchführung der Tests eine geringere Rolle als bei Sensibilitätsbestimmungen von Keimen unbekannter Herkunft. Im ersten Fall erfolgt die Charakterisierung der Resistenz im Vergleich zu einem Ausgangsstamm — den Test beeinflussende Faktoren wirken sich hier auf den resistenten Stamm wie auf den Ausgangsstamm gleich aus — und werden so zum großen Teil eliminiert. Im zweiten Fall kommen diese Faktoren voll zur Auswirkung und gut reproduzierbare Werte sind nur mit Hilfe vollständig standardisierter Tests möglich.

Bei der Beurteilung der Sensibilität von Krankheitserregern, die aus der Klinik geliefert werden, stellt, auch bei gut standardisierten Testmethoden, die Entscheidung empfindlich—resistent oft ein großes Problem dar. Wo sind die Grenzen zu ziehen zwischen resistent und empfindlich? Anstelle der früher verwendeten, mehr oder weniger willkürlichen Werte schlägt NAUMANN diejenigen Antibioticakonzentrationen als minimale Hemmwerte vor, die bei sachgemäßem Einsatz der Antibiotica als Blutspiegelwerte erreichbar sind. Die Entscheidung sensibel oder resistent wird durch diesen Vorschlag das erste Mal mit

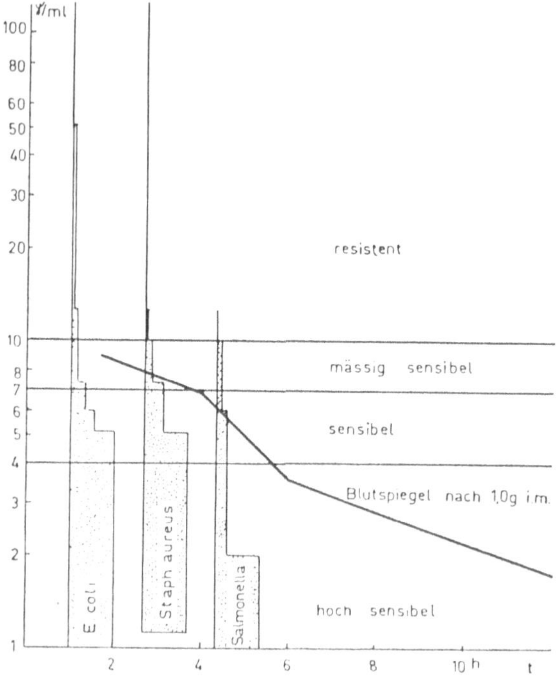

Abb. 64. Blutspiegelwerte von Streptomycin nach intramuskulärer Applikation und Empfindlichkeit häufig isolierter Krankheitserreger (nach NAUMANN 1962)

der Antibioticadosierung bei der Therapie in Beziehung gebracht. Die praktische Durchführung dieses Vorschlages erfordert einerseits noch ausgedehnte Blutspiegeluntersuchungen und andererseits eine einheitliche Dosierung der Antibiotica bei der Therapie. In den Abb. 64 u. 65 sind die Ergebnisse ausgedehnter Blutspiegeluntersuchungen mit Chloramphenicol und Streptomycin dargestellt. Dazu in Beziehung zu setzen sind die Tab. 7 und 8, welche die praktische Auswertung der Abb. 64 u. 65 darstellen.

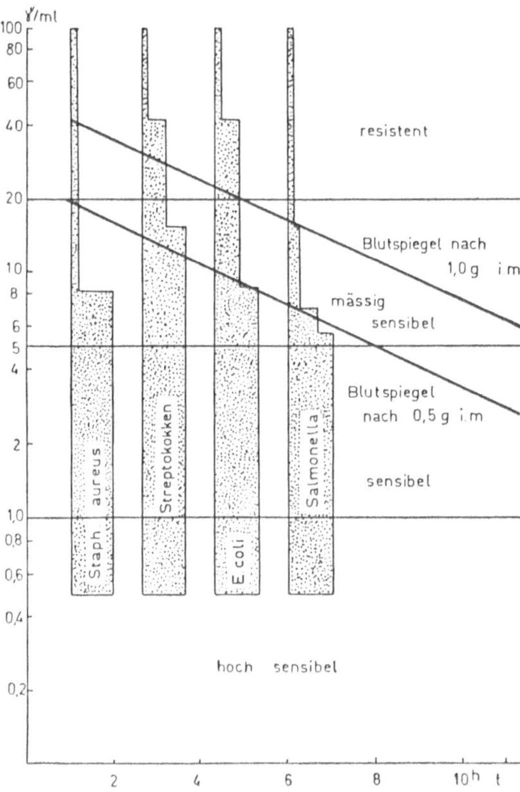

Abb. 65. Blutspiegelwerte von Chloramphenicol nach intramuskulärer Applikation und Empfindlichkeit häufig isolierter Krankheitserreger (nach NAUMANN 1962)

Tabelle 7. *Übersicht über die Beziehung zwischen Resistenzprädikat und Dosierung für Streptomycin* (nach NAUMANN, 1962)

Prädikat	Bereich der minimalen Hemmkonzentration	Zur Erzielung des benötigten Hemmwertes in vivo erforderliche Mindestdosierung
hoch sensibel	unter 1,0 γ/ml	7—10 mg/kg und Tag = 0,5—0,7 g 2—3mal täglich 250 mg
sensibel	1— 5 γ/ml	14—20 mg/kg und Tag = ca. 1—1,5 g 2—3mal täglich 500 mg
mäßig sensibel	5—20 γ/ml	28—40 mg/kg und Tag = ca. 2—3 g 2—3mal täglich 1,0 g
resistent	über 20 γ/ml	nur noch in Sonderfällen kurzfristig erreichbar, evtl. noch lokale Applikation. Anderes Antibioticum.

Tabelle 8. *Übersicht über die Beziehung zwischen Resistenzprädikat und Dosierung für Chloramphenicol* (nach NAUMANN, 1962)

Prädikat	Bereich der minimalen Hemmkonzentration	Zur Erzielung des benötigten Hemmwertes in vivo erforderliche Mindestdosierung
hoch sensibel	unter 4 γ/ml	20—25 mg/kg und Tag = ca. 1,5 g 3mal täglich 500 mg
sensibel	4— 7 γ/ml	30—50 mg/kg und Tag = ca. 3 g 3mal täglich 1,0 g
mäßig sensibel	7—10 γ/ml	60—70 mg/kg und Tag = ca. 4 g 4mal täglich 1—1,5 g
resistent	über 10 γ/ml	nur noch in Sonderfällen bei extrem hoher Dosierung zu erreichen. Vorsicht Toxicität. Anderes Antibioticum wählen.

C. Die Entstehung induzierter Resistenz

Nach der Art der Entstehung kann man 2 Typen induzierter Resistenz unterscheiden (DEMEREC):

1. Die Einschritt-Resistenz

Bei bestimmten Antibiotica genügt die einmalige Berührung einer Population mit dem Antibioticum, um resistente Keime auftreten zu lassen, resp. zu selektionieren, die sehr hohe Resistenzfaktoren aufweisen. Resistenzfaktoren von 1000 und mehr sind bei diesen Antibiotica keine Seltenheit. In den Fällen mit Einschritt-Resistenz genügt meist die einmalige Berührung mit einer geringen Antibioticakonzentration, z. B. das 1,5—3fache der minimalen Hemmkonzentration der Ausgangspopulation, um Keime auszulesen, die hohe Resistenzfaktoren von einigen 100 bis 1000 aufweisen.

Genetisch ist die Einschritt-Resistenz durch eine „Ein-Gen-Mutation" bedingt. Die Änderung eines Genes reicht aus, um die Sensibilität gegen ein bestimmtes Antibioticum total zum Verschwinden zu bringen. Ob die Einschritt-Resistenz als natürliche Resistenz auftritt und das Antibioticum nur als Selektionsmittel dient, oder ob das Antibioticum selbst die Mutation auslöst, war lange Zeit Gegenstand von Diskussionen. Hierzu sind die folgenden Punkte festzuhalten:

1. Der Selektion durch das Antibioticum kommt entscheidende Bedeutung zu. Die hohe Keimzahl in einer Bakterienkultur und die außerordentlich scharfe Selektion durch das Antibioticum erlauben es, Mutanten aufzufinden, die nur mit kleinen Raten vertreten sind.

2. Für verschiedene Antibiotica konnte eine mutagene Wirkung nachgewiesen werden.

3. In keinem Falle zeichnete sich eine gerichtete Mutation ab unter dem Einfluß mutagener Antibiotica. Die mutagene Wirkung bestimmter Antibiotica erstreckt sich immer auf eine ganze Reihe von Genen, sie ist nicht gerichtet.

4. Die beobachteten Resistenzraten für Antibiotica mit Einschritt-Resistenz liegen in der gleichen Größenordnung wie die beobachteten Mutationsraten anderer Gene.

Für die folgenden Antibiotica konnte bisher eine Einschritt-Resistenz nachgewiesen werden:

Streptomycin, Oleandomycin, Erythromycin, Pikromycin, Grisein, Ferrimycine, Succinimycine, Danomycin.

Für diese Antibiotica liegen die erreichbaren Resistenzfaktoren durchwegs über 1000. Große Unterschiede bestehen in bezug auf die beobachteten Resistenzraten:

Resistenzraten gegen Streptomycin bei *Staphylococcus aureus* (Resistenzfaktor ca. 1000) $1 : 10^{7-8}$; bei *Escherichia coli* $1 : 10^{9-11}$;

Resistenzraten gegen Sideromycine (Grisein, Ferrimycin, Succinimycin, Danomycin) bei *Staphylococcus aureus* $1 : 10^{4-5}$. Das heißt, daß Sideromycin-resistente Stämme um den Faktor 100—1000mal häufiger vorkommen als Streptomycin-resistente.

2. Die Vielschritt-Resistenz

Höhere Resistenzfaktoren sind bei der Vielschritt-Resistenz erst nach zahlreichen Passagen mit langsam ansteigenden Antibioticamengen zu erreichen. Der pro Stufe erzielbare Resistenzfaktor geht nur in Ausnahmefällen bei diesem Resistenztyp wesentlich über die eingesetzte Antibioticakonzentration hinaus. An der Entstehung der Vielschritt-Resistenz sind zahlreiche Gene beteiligt. Die Resistenz selbst ist das Produkt einer additiven Genwirkung. Jedes der beteiligten Gene muß einzeln mutieren, damit im Endresultat eine wesentliche Resistenz entsteht. Im Falle der Vielschritt-Resistenz ist in der Therapie durch eine massive Erhöhung der Dosis oft noch eine Überwindung der Resistenz möglich. Als Beispiele für die Vielschritt-Resistenz sind die folgenden Antibiotica zu nennen: Penicillin, Tetracycline, Chloramphenicol, Neomycin, Actinomycine, Echinomycin, Anthracycline.

In der Abb. 66 sind die beiden Typen: Einschritt- und Vielschritt-Resistenz, einander gegenübergestellt. Die Zahl der für die Erreichung eines bestimmten Resistenzfaktors notwendigen Passagen schwankt von Stamm zu Stamm und von Antibioticum zu Antibioticum.

Extremfälle mit einer großen Zahl notwendiger Passagen sind die Actinomycine und Neomycin, eine geringere Zahl (4—20) ist bei den Tetracyclinen und bei Carbomycin erforderlich.

Die hohe Zahl der notwendigen Passagen macht die Züchtung von Mikroorganismen mit Resistenz gegen diese Antibiotica außerordentlich mühsam. Eine große Erleichterung bringt hier der Turbidostat. Diese Einrichtung erlaubt die kontinuierliche Züchtung von Mikroorganismen unter gleichzeitigem langsamem Anstieg der Antibioticakonzentration. Im Turbidostat trifft jede neue Generation auf eine um wenig erhöhte Antibioticakonzentration. Bei der Überimpfung in den gewohnten Passagen kann nur einmal pro Passage gesteigert werden, gleichgültig wieviele Generationen pro Passage entstehen.

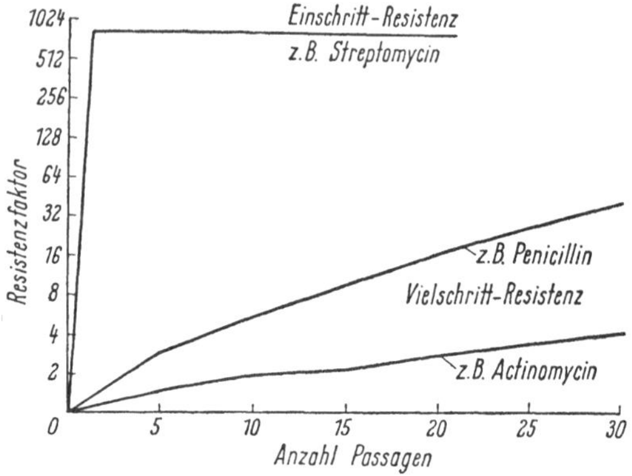

Abb. 66. Die Entstehung induzierter Resistenz (schematisch)

Das Auftreten resistenter Keime in einer Population ist nicht auf die Adaptation der einzelnen Keime zurückzuführen. Da sich in einer Population der Anteil der resistenten Keime unter dem Einfluß des Antibioticums stark erhöht — es können sich nur die resistenten weiter vermehren —, erweckt die allmähliche Änderung bezogen auf die ganze Population den Eindruck einer Adaptation. Häufig gehen mit der Mutation sensibel—resistent zahlreiche andere Merkmale parallel, so daß sich die Population nachher auch noch in einer Reihe weiterer Merkmale von der Ausgangspopulation unterscheidet. Wichtig sind hier besonders parallel gehende Veränderungen in der Wachstumsgeschwindigkeit. Zeigt z. B. eine resistente Population ein langsameres Wachstum als die Ausgangskultur, so können, wenn die Zellen auf ein Antibiotica-freies Medium übertragen werden, und damit der Selektionsdruck aufhört, immer auftretende Mutanten, die von resistent gegen sensibel umschlagen und sich wieder rascher vermehren, in kurzer Zeit die übrige Population verdrängen, so daß nach 2—3 Abimpfungen wieder eine vollständig sensible Kultur vorliegt. Die Resistenz einer gesamten Population erscheint dadurch als instabil-adaptierbar, obwohl es sich für die Einzelzelle um eine genetisch fixierte und keineswegs adaptierbare Eigenschaft handelt.

Experimentell läßt sich eine bei einem bestimmten Stamm vorhandene Resistenz auf drei Wegen auf einen verwandten Stamm übertragen:

a) durch Rekombination,
b) durch Transformation und
c) durch Transduktion.

Die drei Möglichkeiten werden in der mikrobiellen Genetik weitgehend ausgenützt. Eine Darstellung in diesem Bändchen würde den vorgesehenen Rahmen sprengen. Die drei Möglichkeiten können vorerst nur theoretische Interessen beanspruchen, da der Beweis einer Übertragung der Resistenz im Körper des Warmblüters durch eine der genannten Möglichkeiten noch aussteht. Es bleibt aber zu bedenken, daß z. B. innerhalb der *Enterobacteriaceae* die Verwandtschaft der einzelnen Arten durchwegs ausreicht, um Rekombinationen bzw. Transformationen oder Transduktionen durchzuführen. Im Darmtrakt des Warmblüters leben zahlreiche Stämme der *Enterobacteriaceae* als normale Darmbewohner; aus der gleichen Familie sind aber auch gefährliche Krankheitserreger bekannt, und so könnte unter Umständen eine bei einem harmlosen Darmbewohner vorhandene Resistenz auf einen eingeschleppten, sensiblen Krankheitserreger übertragen werden. Damit würde der Erfolg einer Antibiotica-Therapie bereits wieder in Frage gestellt.

D. Die physiologischen Grundlagen der Resistenz

Das Verhalten resistenter Stämme dem Antibioticum gegenüber ist in drei Gruppen aufzuteilen:

1. das Antibioticum wird abgebaut,
2. das Antibioticum wird toleriert,
3. das Antibioticum wird benötigt.

1. Resistenz durch Abbau des Antibioticums

Das am besten untersuchte Beispiel für diesen Fall ist die Penicillinresistenz der Staphylokokken. Sie beruht in den meisten Fällen auf der Bildung eines induzierbaren Enzyms, der Penicillinase. Der Angriffsort der Penicillinase am Penicillinmolekül geht aus der Abb. 67 hervor. Die Induktion der Penicillinase ist nicht auf das antibakteriell aktive Penicillin beschränkt, sie kann sowohl von antibakteriell inaktiven, verwandten Stoffen wie auch von semisynthetischen Penicillinen, die selbst nicht oder nur sehr langsam gespalten werden, induziert werden. Daraus geht hervor, daß die Induktion der Penicillinase und die Hemmung der Zellwandsynthese nicht auf den gleichen Strukturelementen beruht.

Außer durch Penicillinase kann das Penicillin auch noch durch die bei Mikroorganismen weit verbreitete Penicillinacylase abgebaut werden. Beim Abbau durch Penicillinase entsteht die Penicilloinsäure, beim Abbau durch die Acylase die 6-Aminopenicillansäure (Abb. 67).

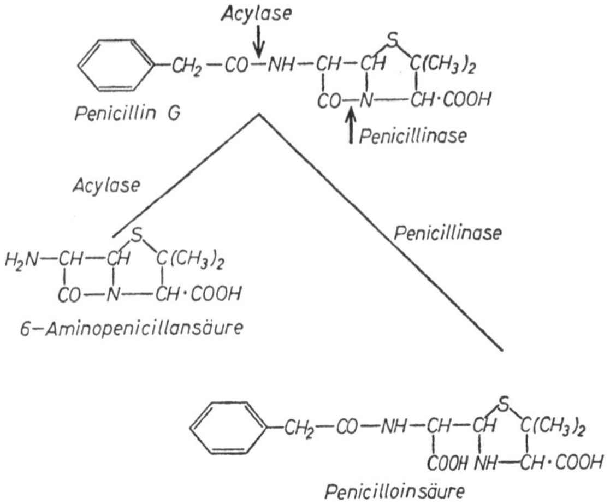

Penicillin G

6-Aminopenicillansäure

Penicilloinsäure

Abb. 67. Mikrobieller Abbau von Penicillin G

In den meisten Fällen beruht die Penicillinresistenz auf der Bildung von Penicillinase. Durch die Verwendung bestimmter semisynthetischer Penicilline kann diese Resistenz überwunden werden. Seit semisynthetische Penicilline in großem Maßstab verwendet werden, zeigt es sich, daß auch noch eine Penicillinresistenz existiert, die nicht mit einem Abbau des Penicillins verbunden ist. Der Mechanismus dieser Resistenz ist noch unbekannt.

2. Resistenz ohne Abbau des Antibioticums

Die Resistenz ohne gleichzeitigen Abbau des Antibioticums stellt den „Normalfall" der Antibioticaresistenz dar. Eine Resistenz ohne Antibioticumabbau kann auf verschiedene Weise zustandekommen:

a) Voraussetzung für eine gute Antibioticawirkung ist das Vorhandensein einer spezifischen Haftstelle, z. B. beim Polymyxin bestimmte Phospholipide der Cytoplasmamembran. Wenn die Haftstelle fehlt, verschwindet die Empfindlichkeit gegen das betreffende Antibioticum. Polymyxin-resistente Bakterien besitzen andere Phospholipide in der Cytoplasmamembran als die Polymyxin-empfindlichen.

b) Der durch das Antibioticum gehemmte Reaktionsschritt kann umgangen werden, evtl. fehlt er sogar ganz. Auf alle Fälle ist er nicht mehr lebensnotwendig. Antimycin A z. B. greift in die Atmungskette ein, Antimycin-resistente Pilzzellen weisen eine andere Atmungskette auf als die -empfindlichen.

c) Bei Antbiotica, die als Antimetaboliten wirken, kann eine Steigerung in der Produktion des Metaboliten die Antibioticaempfindlichkeit stark herabsetzen. Ein gut untersuchtes Beispiel fehlt allerdings noch.

d) Durch Veränderungen im Bau der Zellwand und der Cytoplasmamembran könnte eine sogenannte Eindringungsresistenz entstehen, — doch fehlt auch hier vorläufig noch ein gut untersuchtes Beispiel.

3. Das Antibioticum wird benötigt

Ein relativ hoher Anteil der Streptomycin-resistenten Keime ist gleichzeitig Streptomycin-abhängig geworden (60—75% der frisch isolierten resistenten Stämme). Eine plausible Erklärung für diese „Absurdität" fehlt vorläufig noch. Die Antibiotica-Abhängigkeit wurde außer bei Streptomycin noch bei anderen Oligosaccharid-Antibiotica beobachtet; außerhalb dieser Gruppe aber noch nie.

E. Die gekreuzte Resistenz

Gekreuzte Resistenz nennt man die Erscheinung, daß induzierte Resistenz gegen ein Antibioticum auch Resistenz gegen ein anderes Antibioticum mit sich bringt. Als reziprok wird die gekreuzte Resistenz bezeichnet, wenn eine Resistenz gegen die Substanz A automatisch eine Resistenz gegen die Substanz B bedeutet, gleichgültig ob der Stamm zuerst mit A oder B in Berührung gekommen ist. Einseitig gekreuzte Resistenz ist dann vorhanden, wenn Resistenz gegen A auch Resistenz gegen B bewirkt, aber nicht umgekehrt.

Gekreuzte Resistenz zwischen zwei Antibiotica ist ein Hinweis entweder auf ähnlichen oder gleichen Wirkungsmechanismus oder auf einen gleichen Eindringungsweg. Die bisher aufgefundenen Gruppen von Antibiotica mit gekreuzter Resistenz sind ausnahmslos Gruppen verwandter Antibiotica. Als Beispiele von Antibiotica mit gekreuzter Resistenz können aufgeführt werden:

1. Die Tetracycline.

2. Neomycin, Paramomycin, Kanamycin. Das Auftreten von Neomycin-resistenten Keimen ist sehr selten und geht meist mit einer Neomycin-Abhängigkeit parallel. Die Kreuzresistenz innerhalb dieser Gruppe erstreckt sich auch auf die Abhängigkeit gegen diese Antibiotica.

3. Streptomycine.

4. Makrolid-Antibiotica. Die Makrolide sind die größte Gruppe mit gekreuzter Resistenz. Bei einigen Stämmen findet man voll ge-

kreuzte Resistenz gegen alle Makrolide, bei anderen lassen sich drei Gruppen unterteilen. Die Glieder der Gruppe I weisen untereinander voll gekreuzte Resistenz auf, gegen die Makrolide der Gruppe II sind die Stämme aber noch praktisch voll empfindlich, und gegen die Antibiotica der Gruppe III besteht eine reduzierte Empfindlichkeit.

Gruppe I	Gruppe II	Gruppe III
Erythromycin	Carbomycin	Spiramycine
Oleandomycin	Tylosin	Tertiomycine
Methymycin	Acumycin	
Narbomycin	Niddamycin	
Pikromycin	Leucomycine	
Griseomycin		
Angolamycin		
Lankamycin		

Weitere Untersuchungen sind hier noch notwendig, einerseits, um abzuklären, ob zwischen z. B. Gruppe II und Gruppe I einseitig gekreuzte Resistenz besteht und anderseits um den sich abzeichnenden Beziehungen zwischen Chemismus der Makrolide und der Resistenz nachzugehen. Die in der Gruppe I aufgeführten Makrolide enthalten mit Ausnahme des Lankamycins Desosamin als einzigen Aminozucker. Im Lankamycin ist ein O-Methylzucker enthalten, dessen Konfiguration mit der von Desosamin in Beziehung steht. Die Makrolide der Gruppe II enthalten als Aminozucker die Mycaminose, und die Makrolide der Gruppe III besitzen mehr als einen Aminozucker im Molekül. Die Stickstoff-freien Zucker variieren sehr stark und scheinen für die Resistenz von untergeordneter Bedeutung zu sein.

5. Die Chinoxalin-Antibiotica (Echinomycin, Triostin, Chinomycin C). Es wurde auch bereits über gekreuzte Resistenz zwischen Actinomycinen und den Antibiotica dieser Gruppe berichtet, doch muß das noch an anderen Stämmen überprüft werden.

F. Versuche zur Lösung des Resistenzproblems in der Medizin

Die „Patentlösung" für die Lösung des Resistenzproblems existiert nicht. Ein Weg muß in drei Richtungen gesucht werden:

1. Verhinderung der Resistenzentstehung während der Therapie.

2. Verhinderung der Resistenzentstehung und der Ausbreitung resistenter Keime (epidemiologische Seite).

3. Überwindung einer aufgetretenen Resistenz.

Das Schwergewicht muß auf die Punkte 1 und 2 gelegt werden, Punkt 3 ist nur noch ein Rückzugsgefecht und das Eingeständnis einer Niederlage.

1. Verhinderung der Resistenzentstehung während der Therapie

Das Problem stellt sich besonders in Fällen von langdauernder Behandlung, z. B. bei Tuberkulose. Zwei Maßnahmen drängen sich auf:

a) Antibiotica sollen erst nach erfolgter Sensibilitätsbestimmung eingesetzt werden.

b) Kombination von 2 Antibiotica mit verschiedenem Wirkungsmechanismus. Die Resistenzraten gegen eine Kombination von 2 Antibiotica sind auch bei Einschritt-Resistenz extrem klein (Addition der Exponenten), so klein, daß sie in vitro nicht mehr realisierbar sind. In vivo liegen die Verhältnisse allerdings weniger günstig, da durch ungleiche pharmakodynamische Eigenschaften immer Stellen im Körper vorkommen, an denen die Konzentrationen des einen Stoffes ungenügend sind. Vom Standpunkt der Resistenzentstehung ist es wesentlich besser, zwei Antibiotica gleichzeitig zu geben statt nacheinander. Auch eine Kombination von drei Stoffen ist durchwegs angezeigt.

2. Verhinderung der Entstehung und der Ausbreitung resistenter Keime

Je mehr Antibiotica verwendet werden, um so größer ist der zu erwartende Anteil resistenter Keime. Aus dieser Beobachtung ist die Forderung abzuleiten, den Antibioticaverbrauch so stark wie möglich einzuschränken. Möglichkeiten in dieser Richtung sind:

a) Antibioticaeinsatz erst nach erfolgter Sensibilitätsbestimmung,

b) keine Antibioticaprophylaxe,

c) wo z. B. mit Sulfonamiden ein Erfolg zu erwarten ist, Einsatz dieser Stoffe, Antibiotica in der Reserve behalten,

d) außerhalb der Medizin nur Antibiotica verwenden, die keine Kreuzresistenz aufweisen mit Stoffen, die medizinisch verwendet werden.

Von der Erfüllung der Forderung d) sind wir weiter entfernt als je. Vorläufig stehen noch keine Antibiotica zur Verfügung, die z. B. einen guten nutritiven Effekt ergeben und in der Medizin nicht verwendet werden.

Für Spitäler mit geschlossenem Einzugsgebiet wurde die Schaukelmedikation empfohlen. Die Grundlage der Schaukelmedikation liegt in der Beobachtung, daß nach dem Absetzen eines bestimmten Antibioticums aus der Medikamentenliste eines Spitals der Anteil der gegen dieses Antibioticum resistenten Keime relativ rasch zurückgeht. Bei der Schaukelmedikation werden die verfügbaren Antibiotica in drei Gruppen aufgeteilt. In den ersten 2—4 Jahren gelangen die Stoffe der Gruppe I zum Einsatz, dann wird auf die Antibiotica der Gruppe II umgestellt, später kehrt man zur Gruppe I zurück. Die Substanzen der

Gruppe III dienen als Reserve und werden nur in besonderen Fällen eingesetzt. Nachstehend ein Beispiel für eine derartige Aufteilung:

Gruppe I	Gruppe II	Gruppe III
Tetracycline	Penicilline	(Reserve)
Makrolide	Streptomycin	Vancomycin
Sulfonamide	Chloramphenicol	Ristocetin
und Kombinationen		Neomycin
dieser Stoffe		Colistin
		Polymyxin
		Kanamycin
		Rifamycin

Durch die starke Zunahme des Verkehrs und die Wanderung der Bevölkerung in den industrialisierten Ländern ist der Wert der Schaukelmedikation für die Lösung des Resistenzproblems gesunken.

3. Die Überwindung einer aufgetretenen Resistenz

Treten resistente Keime auf — wenn die unter 1 und 2 genannten Maßnahmen versagt haben oder nicht beachtet wurden —, muß auf Stoffe gegriffen werden, die auch gegen die resistenten Keime eine Wirkung zeigen. Solche Stoffe sind entweder durch chemische Veränderung am Antibioticummolekül oder durch Suche nach prinzipiell neuen Wirkstoffen zu gewinnen. Als Beispiel für die Möglichkeit durch Änderung am Antibioticummolekül, die Resistenz zu überwinden, ist das Penicillin zu nennen. Die natürlichen, d. h. direkt durch Mikroorganismen gebildeten Penicilline enthalten alle eine monosubstituierte Essigsäure als Seitenkette. Alle natürlichen Penicilline werden durch Penicillinase gespalten. Wird künstlich eine andere Seitenkette eingeführt, z. B. im Methicillin, Oxacillin oder Cloxacillin, welche die Spaltung durch die Penicillinase sterisch behindert, dann sind diese semisynthetischen Penicilline auch gegen sogenannte Penicillin-resistente Stämme wirksam. Als Beispiele für die andere Möglichkeit, Wirkstoffe zu suchen, die keine Kreuzresistenz aufweisen, sind die Antibiotica Novobiocin, Vancomycin und Ristocetin anzuführen. Diese Stoffe sind ebenfalls geeignet, um gegen Penicillin-resistente Staphylokokken eingesetzt zu werden.

Der Ausweg, immer nach neuen Antibiotica zu suchen, bringt keine Lösung des Resistenzproblems. Er artet nur zu einem Wettlauf zwischen der Suche nach neuen Antibiotica und der Resistenzentstehung aus. Ein Wettlauf, der angesichts der Leichtigkeit, mit der resistente Keime auftreten, wenig Aussicht auf Erfolg hat. Zudem bringt dieser Weg eine starke Erhöhung des Sortimentes an Antibiotica mit sich, das außerdem so rasch wechselt, daß der Arzt keine Möglichkeit mehr hat, die für einen sorgfältigen Einsatz notwendigen Detailkenntnisse und Erfahrungen zu sammeln.

Vorläufig bereiten die Staphylokokken und die Tuberkelbacillen die größte Mühe im Blick auf das Resistenzproblem, doch werden wahrscheinlich in wenigen Jahren auch andere Keime wie *Pseudomonas* und *Proteus* zu den Sorgenkindern der medizinischen Bakteriologen gehören.

Literatur

BLOCH, H.: Bakterielle Adaptation in der Chemotherapie. Bibl. Microbiol Fasc. 4, 95 (1964).

GILLISSEN, G., und I. M. GILLISSEN: Die Resistenzbildung bei Mikroorganismen. Ergeb. Mikrobiol. 33, 128 (1960).

NAUMANN, P.: Antibiotica-Blutspiegel und Resistenzbestimmung. Antibiotica et Chemotherapia, Fortschr. 10, 1 (1962).

VII. Die Suche nach neuen Antibiotica

Angesichts der Flut der heute bekannten und laufend neu beschriebenen Antibiotica drängt sich die Frage nach der Berechtigung einer weiteren Suche nach neuen Antibiotica auf.

A. Gründe für die Suche nach neuen Antibiotica

Als Rechtfertigung sind die folgenden Gründe aufzuführen:

1. Das Spektrum der Krankheiten, insbesondere Infektionskrankheiten, ist durch die zur Verfügung stehenden Antibiotica nicht voll gedeckt. Zum Beispiel stehen für die Behandlung von Virusinfektionen oder von systemischen Mykosen keine oder keine befriedigenden Antibiotica zur Verfügung. Brauchbare Anthelmintica aus Mikroorganismen wurden bisher nicht beschrieben. Die Zahl der Antibiotica, für die eine Antitumor-Wirkung beschrieben wurde, ist wohl groß, doch fehlen gute Antitumormittel nach wie vor. Eine Ausdehnung der Sucharbeit auf andere pharmakologisch interessante Wirkungen läßt sich ebenfalls rechtfertigen, auch wenn die dabei aufzufindenden Stoffe nicht mehr zu den Antibiotica im engeren Sinne zu zählen sind. Es ist anzunehmen, daß die reichen biosynthetischen Fähigkeiten der Mikroorganismen sich auch auf andere biologisch aktive Stoffe erstrecken.

2. Das Auftreten resistenter Keime erfordert immer neue Chemotherapeutica. Von daher besteht zur Zeit ein Interesse für Stoffe, die gegen polyresistente Staphylokokken, Tuberkelbacillen oder Malariaerreger wirken. Der fortlaufende Einsatz neuer Antibiotica kann das Resistenzproblem nicht lösen, doch zwingt uns vorläufig das Phänomen der Resistenz, immer neue Antibiotica bereitzustellen.

3. Jedes heute verwendete Antibioticum läßt noch Wünsche in der einen oder anderen Richtung offen. Ein besonderes Problem stellen die sogenannten Breitspektrum-Antibiotica dar. In der Folge ihrer breiten Wirkung wird die natürliche Körperflora so weitgehend verändert, daß sich bestimmte, normalerweise harmlose Keime stark vermehren können, z. B. Hefen. Dieser Nachteil kann auf zwei entgegengesetzten Wegen eliminiert werden. Einerseits kann das Spektrum der sogenannten Breitspektrum-Antibiotica noch weiter verbreitet werden, so daß es z. B. auch Hefen mit einschließt. Andererseits kann durch selektiv wirkende Antibiotica der Krankheitserreger gezielt getroffen werden, ohne daß dabei die ganze Körperflora aus dem Gleichgewicht gebracht werden muß. Für den ersten Fall ist nach neuen Antibiotica zu suchen mit noch breiterem Spektrum, für den zweiten Fall nach möglichst selektiv wirkenden Stoffen. Im Idealfall müßte dann für jeden Krankheitserreger ein spezifisch wirkendes Antibioticum vorliegen.

4. Mengenmäßig werden heute mehr Antibiotica außerhalb der Medizin verwendet als innerhalb. Laufend werden neue Anwendungsgebiete für Antibiotica erschlossen (Tierernährung, Lebensmittelkonservierung, Pflanzenschutz, Laboratorium). Es besteht die berechtigte Forderung, außerhalb der Medizin nur solche Stoffe zu verwenden, die keine Kreuzresistenz mit medizinisch eingesetzten Antibiotica aufweisen. Solche Antibiotica stehen heute aber noch nicht zur Verfügung.

5. Die Antibiotica entwickeln sich immer mehr zu einem Hilfsmittel der Biologie und Biochemie. Die Möglichkeit, mit Hilfe der Antibiotica bestimmte Prozesse selektiv zu blockieren, wird bei der Aufklärung von Lebensprozessen vermehrt eingesetzt. Die Hoffnung, über den Umweg der Antibiotica Einblick in das Leben zu gewinnen — ein Grundthema dieses Bändchens —, führt zur weiteren Suche nach neuen Antibiotica.

B. Die Möglichkeiten der Suche nach neuen Antibiotica

Die Suche nach neuen Antibiotica kann auf drei Stufen erfolgen:

1. Durch gezielte Synthese, gestützt auf genaue Kenntnis der Wirkungsweise bereits bekannter Stoffe.

2. Halbempirisch durch Verbesserung bekannter Verbindungen oder durch Suche nach neuen Stoffen auf Grund einer Hypothese.

3. Rein empirisch durch Prüfung einer großen Zahl von Mikroorganismen.

1. Die gezielte Synthese

Gestützt auf genaue Kenntnis der Wirkungsweise bestimmter Stoffe, neue Stoffe zu synthetisieren, die dann in der Wirkung den bereits bekannten entsprechen oder sie sogar übertreffen, ist der Wunschtraum zahlreicher Forscher. Bisher ist dieser Weg Wunschtraum geblieben, doch sollten die angehäuften Kenntnisse in Chemie, Biochemie und Wirkung zahlreicher Antibiotica allmählich ausreichen, um diesen Traum Wirklichkeit werden zu lassen.

Eine Abzweigung im Stoffwechsel des Produzenten, eine „Entgleisung" im Laufe der Synthese eines normalen Metaboliten, führt zu sekundären Metaboliten, denen unter Umständen eine antibiotische Wirkung zukommt. Im Falle der Antibiotica greifen diese sekundären Metaboliten wieder in den Stoffwechsel ein, blockieren ihn oder führen zu Fehlleistungen, in deren Folge die Zelle abstirbt. Die Gegenüberstellung einiger Antibiotica, die als Metaboliten aufgefaßt werden können, mit den zugehörigen Metaboliten in Tab. 3 und eine Durchsicht der Skizze Biogenese der Antibiotica vermitteln einen Eindruck von der Geringfügigkeit der Abweichung von der Norm, die unter Umständen zu einem Antibioticum führt. Die geringfügigen Unterschiede, z. B. zwischen einem Sideramin und Sideromycin im Vergleich zu der relativ komplizierten Grundstruktur der beiden Körper, wecken die Hoffnung, eines Tages solche Antibiotica halb- oder totalsynthetisch herstellen zu können.

2. Die Verbesserung bereits bekannter Wirkstoffe

Die Möglichkeiten, durch Variation am Molekül einem Antibioticum andere Eigenschaften, z. B. in bezug auf Wirkungshöhe, Wirkungsspektrum und pharmakodynamisches Verhalten, zu geben, schwanken stark von Antibioticum zu Antibioticum. Die leichte Synthetisierbarkeit ist nicht unbedingt ein brauchbares Kriterium für die Beurteilung der Chancen einer Verbesserung eines Antibioticums durch chemische Veränderung. Beim Chloramphenicol wurden z. B. — soweit aus den Patentanmeldungen zu ersehen ist — Hunderte von Derivaten hergestellt, ohne daß darunter ein Stoff gefunden wurde, der in irgend einer Richtung eine wesentliche Verbesserung gegenüber dem gewöhnlichen Chloramphenicol aufweist. Die Versuche, durch Strukturänderung beim Cycloserin zu einem Antibioticum mit besseren Eigenschaften zu gelangen, haben dasselbe negative Resultat ergeben.

Als positives Beispiel für die Möglichkeiten dieser Methode ist das Penicillin anzuführen. Das Penicillin ist totalsynthetisch nur schwer zugänglich, und über einfache Synthese lassen sich kaum Derivate in genügender Zahl herstellen. Die Auffindung der 6-Aminopenicillansäure als Fermentationsprodukt und auch als enzymatisches Spaltprodukt des Penicillins erlaubt heute, semisynthetische Penicilline in großer Zahl herzustellen. Die heute verfügbaren Penicilline weisen in verschiedenen Richtungen Vorteile auf gegenüber dem biosynthetischen Penicillin G. Das Penicillin V, noch rein biosynthetisch hergestellt, besitzt eine bessere Stabilität in sauren Lösungen und wirkt auch bei peroraler Applikation. Das Methicillin (2,6-Dimethoxybenzyl-penicillin) wird durch Penicillinase nur noch langsam gespalten und zeigt daher

Tabelle 9. *Einfluß der Seitenkette auf die Wirksamkeit von Penicillin (ausgewählte Beispiele)*

R =	Trivialname	Wirkung gegen		Penicillin-resistente Staphylokokken	orale Wirkung	Penicillinase-Induktion
		Gram-positive Bakterien	Gram-negative Bakterien			
$-CH_2-CO-$	Penicillin G	++	—	—	—	+
$-O-CH_2-CO-$	Penicillin V	++	—	—	+	+
$-CO-$ (OCH$_3$)	Methicillin Celbenin	+	—	+	—	++
$-C-C-CO-$	Oxacillin	++	—	++	+	+++
$-CH-CO-$ (NH$_2$)	Ampicillin	++	+	—	+	+

auch eine Wirkung gegen Penicillinase-bildende Staphylokokken. Im Oxacillin und im Cloxacillin sind die Vorteile des Penicillins V und des Methycillins vereinigt: perorale Wirkung, auch gegen Penicillinasebildner. Das Ampicillin zeigt ein breiteres Wirkungsspektrum als das Penicillin G, wirkt peroral, wird aber durch Penicillinase gespalten. In der Tab. 9 sind die Eigenschaften einiger Penicilline zusammengestellt. Die Tab. 9 vermittelt einen guten Eindruck von dem, was in einem günstigen Fall durch chemische Änderung am Antibioticum-Molekül zu erreichen ist.

3. Die empirische Suche nach neuen Antibiotica

Auf dieser dritten und untersten Stufe der Suche nach neuen Antibiotica bleibt nichts anderes übrig, als eine möglichst große Zahl von Mikroorganismen auf die Bildung antibiotischer Substanzen zu prüfen und zu hoffen, daß sich darunter brauchbare Verbindungen finden. Auf diesem mühsamen Weg sind vorerst drei Probleme zu lösen:

1. die Auswahl der zu prüfenden Mikroorganismen,
2. die einzusetzenden Testmethoden und Testorganismen, und
3. die rasche Identifizierung einer beobachteten antibiotischen Wirkung.

Die Auswahl der zu prüfenden Mikroorganismen kann nach verschiedenen Gesichtspunkten erfolgen. Im Abschnitt II wurde auf die ungleiche Verteilung des Antibiotica-Bildungsvermögens und auf die Spezifität in der Antibioticabildung hingewiesen. Werden für die Suche z. B. Actinomyceten eingesetzt, so ist der Aufwand bis zum gesicherten Nachweis einer antibiotischen Wirkung klein, dagegen wird viel Arbeit aufzuwenden sein, um ein bisher noch nicht beschriebenes Antibioticum zu finden. Eine große Zahl bereits bekannter Antibiotica aus Actinomyceten muß bearbeitet werden, bis sich darunter eine neue Substanz befindet. Ob die neue Substanz dann in der Medizin gebraucht werden kann, steht auf einem anderen Blatt. Geht man für die Suche nach neuen Antibiotica z. B. von den *Acrasiales* aus, so wird der Aufwand für den Nachweis einer gesicherten antibiotischen Wirkung sehr groß sein, dafür ist die Substanz dann mit großer Wahrscheinlichkeit neu.

Für die Fortsetzung der Sucharbeit innerhalb der *Actinomycetales* oder der *Aspergillales* sprechen die hohen biosynthetischen Fähigkeiten dieser Organismen, gegen die Fortsetzung die hohe Zahl der aus diesen Organismen bereits beschriebenen Stoffe. Bei anderen Organismen liegen die Verhältnisse umgekehrt, z. B. bei den Myxobakterien, den Phycomyceten, den Myxomyceten und *Acrasiales*. Die naheliegende Lösung, Stämme aus ganz verschiedenen Gruppen zu bearbeiten, kommt nicht in Frage, da die Anzucht und die Testmethoden auf die eingesetzten Mikroorganismen abgestimmt werden müssen. Ohne die Begrenzung auf eine oder wenige Gruppen von Mikroorganismen wird man kaum auskommen. Ist einmal die Wahl getroffen, so stellt sich noch die Frage, aus welchen Quellen sollen die zu prüfenden Stämme kommen, z. B. die Frage, aus welchen Erdproben sollen Actinomyceten gewonnen werden? Erwünscht ist ein möglichst vielfältiges Ausgangsmaterial. Als Faustregel kann angegeben werden, daß die Mannigfaltigkeit der mikrobiellen Flora des Bodens mit der Mannigfaltigkeit der darauf wachsenden Pflanzengesellschaft korreliert ist. Die Zahl der pro Gramm Erde isolierbaren Actinomyceten ist bei Kulturlandböden gemäßigter Zonen sehr hoch, die Mannigfaltigkeit an Arten aber relativ gering. Die Keimzahlen tropischer Böden sind oft kleiner, dafür aber ist die Zahl der verschiedenen Arten größer.

Bisher haben sich zwei Gruppen von Mikroorganismen, die Actinomyceten und die *Aspergillales*, durch eine hohe Zahl verschiedenartiger Antibiotica ausgezeichnet. RAISTRICK hat sich als erster intensiv mit Stoffwechselprodukten aus Schimmelpilzen befaßt und auf die große Mannigfaltigkeit sekundärer Metabolite bei diesen Organismen hingewiesen. Die Actinomyceten wurden durch WAKSMAN der Antibioticaforschung zugeführt. Die Suche nach einer dritten Gruppe mit ebenso mannigfaltigem Spektrum an sekundären Metaboliten ist wohl noch ein lohnenderes Ziel als das Auffinden neuer Metabolite aus Actinomyceten oder *Aspergillales*.

Das zweite Problem, die Auswahl der Testmethoden und der Testorganismen, ist sehr eng mit dem dritten Problem, der Identifizierung der aufgefundenen Substanzen, verknüpft. Die Wahl eines bestimmten Teststammes und einer bestimmten Methode führt zwangsläufig zu einer Begrenzung der auffindbaren Substanzen. Kriterien für die Wahl eines Teststammes und einer Testmethode sind:

geringer Arbeitsaufwand, gute Reproduzierbarkeit und rasche, einfache Auswertung,

hohe Sensibilität des Tests gegen alle möglichen Substanzen,

Erfassung neuartiger Stoffe, ohne daß die bekannten Antibiotica ansprechen,

Korrelation zwischen gesuchter Wirkung am Menschen und der durch den Test erfaßten Wirkung.

Der Nachweis einer antibiotischen Wirkung kann heute mit sehr geringem Arbeitsaufwand und hoher Reproduzierbarkeit der Ergebnisse erbracht werden. Als Beispiel für eine einfache Methode kann auf den in Abschnitt III genannten Agar-Querstrichtest verwiesen werden. Durch geringfügige Änderung — Auflegen von Mycelstücken — kann der Plattendiffusionstest ebenfalls für den direkten Nachweis einer antibiotischen Wirkung in der festen Kultur verwendet werden. Die Abb. 68 zeigt eine Platte mit *Bacillus subtilis*, auf die Agarstücke aus Actinomycetenkulturen aufgelegt wurden.

Man kann damit rechnen, daß im Durchschnitt einer größeren Zahl von Actinomyceten 40—60% der Stämme eine Aktivität gegen Bacillus subtilis zeigen. Die Sensibilität der meisten Teststämme ist auf chemisch definierten Nährboden größer als auf komplexen Medien. Durch die Wahl empfindlicher Stämme, z. B. als Vertreter der gram-positiven Bakterien *Bacillus subtilis* und *Bacillus megatherium*, der gram-negativen Bakterien *Pasteurella pestis* und *Vibrio el Tor* und der Pilze *Saccharomyces cerevisiae*, *Paecilomyces varioti* oder *Botrytis cinerea*, kombiniert mit gut ansprechenden Testmethoden (geringe Einsaat, chemisch definierte Medien, hohe Vermehrungsgeschwindigkeit)

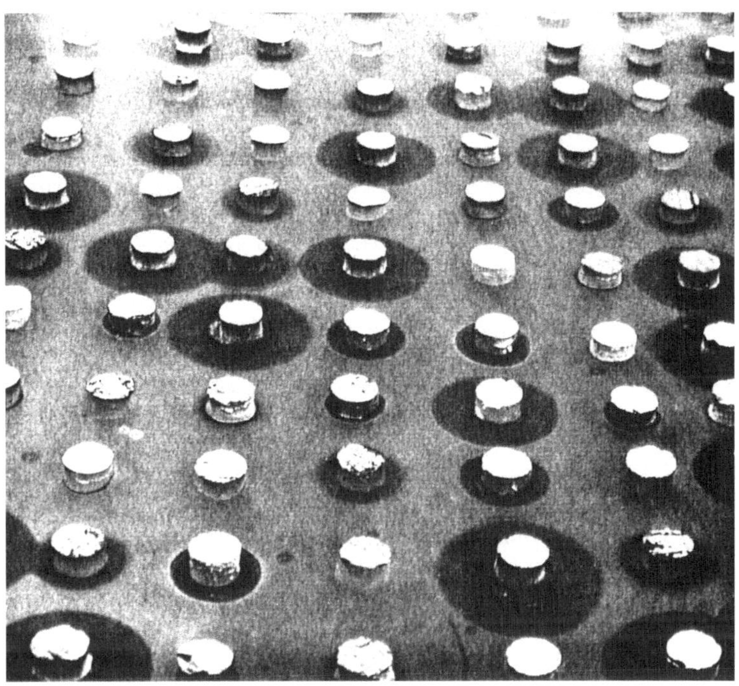

Abb. 68. Plattendiffusionstest mit *Bacillus subtilis* und Agarstücken aus Actinomyceten-Kulturen

können bei Actinomyceten aus 100 Stämmen über 100 verschiedene Antibiotica nachgewiesen werden. Um aus einer derartigen Flut von Antibiotica die bereits bekannten auszuscheiden, sind leistungsfähige Methoden für die Identifizierung notwendig, Methoden, die erlauben, ohne wesentliche Anreicherung der Stoffe auszukommen.

Der entgegengesetzte Weg, Tests einzusetzen, die nur auf ganz wenige Substanzen ansprechen, kann auch eingeschlagen werden. In Frage kommen Tests, die erlauben, neuartige Wirkungen zu erfassen. Als Illustration sei auf die in Abschnitt III dargestellten Methoden zur Erfassung einer allfälligen Antitumorwirkung hingewiesen. Weitere derartige Möglichkeiten sind: Suche nach Stoffen, die typische morphologische Veränderungen erzeugen, ohne sehr ausgeprägt die Vermehrung zu hemmen, der Einsatz von sogenannten polyresistenten Teststämmen und die Verwendung von stoffwechseldefekten Mutanten im Vergleich zu normalen Ausgangsstämmen (atmungsgeschädigte Stämme, Vitamin- oder Aminosäuren-heterotrophe Stämme).

Von der Zielsetzung einer Suche nach neuen Antibiotica hängt es ab, ob als Testorganismen solche zu verwenden sind, die in möglichst enger Beziehung zur gesuchten Wirkung am Menschen stehen. Bei einer eng angelegten Sucharbeit, d. h. der Suche nach Stoffen für einen bestimmten Zweck, wird man auf möglichst enger Korrelation bestehen. Zum Beispiel wird die Suche nach einem gegen Trichophytie wirkenden Stoff auf einem pathogenen Stamm von *Trichophyton* basieren müssen. Soll aber ein antifungischer Stoff mit breiterer Wirkung, resp. auf verschiedene Pilze wirkend, gesucht werden, dann wird man auf die enge Korrelation verzichten und dafür einen Teststamm verwenden, der auf viele Substanzen anspricht und der leicht zu handhaben ist. In zahlreichen Fällen bestehen vorläufig auch keine engen, gesicherten Korrelationen, z. B. da wo der Krankheitserreger nicht oder nur schwer in vitro gezüchtet werden kann, Lepra, Malaria, Rickettsien.

Die rasche Identifizierung einer aufgefundenen antibiotischen Wirkung entwickelt sich immer mehr zu einem Kernproblem der Suche nach neuen Antibiotica. Je mehr neue Antibiotica beschrieben werden, um so schwieriger wird diese Aufgabe (zur Zeit werden jährlich 40 bis 50 neue Antibiotica beschrieben!). Die Schwierigkeiten, die sich einer raschen Identifizierung entgegenstellen, liegen auf verschiedenen Gebieten:

a) Das zu identifizierende Antibioticum liegt meist nicht in reiner Form vor, oft ist nur eine antibiotisch aktive Kulturbrühe vorhanden.

b) Die Actinomyceten bilden oft ein ganzes Spektrum verschiedener Antibiotica.

c) Die Zahl der beschriebenen Antibiotica ist sehr hoch, und davon liegen über viele Substanzen nur ungenügende Angaben vor, zudem sind Vergleichsproben oft nicht erhältlich.

d) Die den Beschreibungen zugrunde liegenden Versuche wurden nach verschiedenen Methoden gewonnen und sind nur in seltenen Fällen wirklich vergleichbar.

Diesen Schwierigkeiten in der Identifizierung von Antibiotica sind die Möglichkeiten, die für diese Aufgabe ausnützbar sind, gegenüber zu stellen. Die Aufgabe, ein neu aufgefundenes Antibioticum zu identifizieren, ist in zwei Stufen zu lösen:

1. Stufe: Auswahl der für eine Identität in Frage kommenden Substanzen aus der Grundgesamtheit der beschriebenen Antibiotica bzw. umgekehrt, Elimination der nicht in Betracht fallenden.

2. Stufe: Direkter Vergleich mit den aus der ersten Stufe resultierenden Verbindungen.

Die Auswahl der für eine Identität in Frage kommenden Substanzen wird durch die folgenden Möglichkeiten erleichtert:

a) Das Wirkungsspektrum des zu identifizierenden Antibioticums erlaubt, bereits viele Antibiotica auszuschließen. In den Wirkungsspektren zeigen sich auch bei Stoffen mit sehr ähnlichen Spektren feine Unterschiede, die für eine Identifizierung herangezogen werden können.

b) Die Beziehungen zwischen Systematik der Produzenten und der Antibioticabildung (siehe Abschnitt II) führen zu einer weiteren Elimination der für eine Identität in Frage kommenden Substanzen. Die Spezifitätsregel (Abschnitt II) gilt mit wenigen Ausnahmen innerhalb großer systematischer Einheiten und ermöglicht eine Trennung in Antibiotica aus echten Bakterien, Actinomyceten und Pilzen. Innerhalb kleinerer Einheiten hat die Spezifitätsregel nur noch stark eingeschränkte Gültigkeit. Einige Antibiotica wurden bei ganz verschiedenen Arten gefunden, z. B. das Carbomycin, andere ließen sich nur aus Stämmen einer Art isolieren, z. B. Chartreusin, Albomycin bzw. Grisein. Die Möglichkeiten, die Identifizierung zu erleichtern, die sich auf der Stufe der Art aus der Beziehung zwischen Systematik und Antibioticabildung ergeben, können z. B. bei den Actinomyceten nur zu einem kleinen Teil ausgenützt werden, da in der Artbestimmung vorläufig noch ein großes Durcheinander herrscht. Ohne eine große Zahl von Vergleichsstämmen und lange eigene Erfahrung über das Vorkommen bestimmter Antibiotica können diese Möglichkeiten vorerst nicht voll ausgenützt werden.

c) Die Kreuzresistenz zwischen Antibiotica ähnlicher Struktur erlaubt auf einfache Weise, unbekannte Antibiotica einer bestimmten Gruppe zuzuordnen bzw. davon auszuschließen. Mit Hilfe resistenter Stämme können sonst nur schwer erfaßbare Gruppen erkannt werden, z. B. Makrolide, Streptomycine, Streptothricine. Die Züchtung eines resistenten Stammes ist, im Vergleich zu der durch einen resistenten Stamm bei der Identifizierung erreichbaren Arbeitsersparnis, ein kleiner Aufwand.

d) Die Wirkung einzelner Antibiotica kann durch bestimmte Stoffe selektiv aufgehoben werden. Beispiele dafür sind: Cycloserin durch D-Alanin, Pentaen-Antibiotica durch Cholesterin und die Sideromycine durch die Sideramine. Diese Beobachtungen lassen sich für die Identifizierung verwenden.

Die unter a—d genannten Möglichkeiten gestatten eine Gruppeneinteilung eines aufgefundenen Antibioticums, ohne daß das Antibioticum angereichert werden muß. Damit sind diese Möglichkeiten für eine rasche Identifizierung besonders geeignet. Wenn sie auch nur in Ausnahmefällen bis zu einer vollständigen Identifizierung führen, ist eine Gruppeneinteilung doch meist erreichbar. Der direkte Vergleich mit den zur gleichen Gruppe gehörenden, beschriebenen Substanzen erfordert praktisch immer eine starke Anreicherung, wenn nicht eine vollständige Reinigung des Antibioticums. Für den direkten Vergleich, die zweite Stufe der Identifizierung, bieten sich wieder verschiedene Möglichkeiten an:

e) Die Papier- und Dünnschichtchromatographie wie auch die Papierelektrophorese erlauben, verbunden mit Bioautographie, einen direkten Vergleich des zu identifizierenden Antibioticums mit anderen Antibiotica, ohne daß ein vollständig gereinigtes Präparat vorliegen muß. Für die Bioautographie werden die entwickelten Chromatogramme bzw. Elektropherogramme auf Agarplatten ausgelegt, die in gleicher Weise wie für den Plattendiffusionstest vorbereitet wurden. Nach einer Kontaktdauer von 10—20 min werden die Chromatogramme entfernt und die Platten inkubiert. Aus der Lage der Hemmstellen auf den Platten lassen sich die Laufstrecken des zu identifizierenden Antibioticums und der Vergleichssubstanzen leicht ermitteln. Die Verwendung verschiedener Chromatographiesysteme in diesem chemisch-physikalische und biologische Methoden kombinierenden Verfahren läßt eine sichere Identifizierung bei noch geringem Aufwand zu.

f) Bei vollständig gereinigten Antibioticapräparaten — für eine saubere Beschreibung eines neuen Antibioticums ist ein reines Präparat Bedingung — können die für die Identifizierung in der organischen Chemie üblichen Methoden wie Schmelzpunkt, UV-, IR-, NMR- und Massenspektroskopie usw. herangezogen werden. Falls ein neu aufgefundenes Antibioticum mit keiner der unter a—e genannten Methoden identifiziert werden konnte, muß die Substanz, bevor sie beschrieben werden kann, ohnehin gut charakterisiert werden, und damit stehen dann auch die Unterlagen für eine letzte Prüfung auf Neuartigkeit zur Verfügung.

Ein besonderes Problem bilden die vielen ungenügend charakterisierten Antibiotica, die in der Literatur aufgeführt sind. Hier kann nur ein reger Austausch der gefundenen Stoffe unter den an der Suche nach neuen Antibiotica beteiligten Arbeitsgruppen Abhilfe schaffen.

Im Abschnitt „Suche nach neuen Antibiotica" wurde bisher der Weg bis zur Auffindung eines neuen Antibioticums beschrieben. Die Gesamtzahl der bisher publizierten Antibiotica hat Tausend überschritten, in die Medizin eingeführt wurden und dort bewährt haben sich nicht ein halbes Hundert. Mit der Auffindung eines neuen Antibioticums sind demnach nicht mehr als 5% des Weges zu einem neuen Chemotherapeuticum zurückgelegt. Die Bedingungen, die für die Einführung eines neuen Antibioticums in die Medizin erfüllt sein müssen, können hier nicht dargestellt werden, dazu reichen die Kenntnisse des Verfassers nicht aus.

Wenn die Auffindung eines neuen Antibioticums auch nicht mit der Auffindung eines Chemotherapeuticums identisch ist, so stecken doch in jedem neuen Antibioticum Möglichkeiten, z. B. über die Wirkungsweise oder die Biogenese, neue Einblicke in wichtige Lebensabläufe zu gewinnen. Dies mag einerseits ein kleiner Trost sein in der Enttäuschung, daß die gefundene Substanz nicht einer medizinischen Verwendung zugeführt werden kann, andererseits ist darin die Verpflichtung enthalten, neue Antibiotica, auch wenn sie medizinisch nicht verwendbar sind, weiter zu bearbeiten.

Literatur

Therapeutisch verwendbare Antibiotica

BARBER, M., and L. P. GARROD: Antibiotic and chemotherapy. London: Livingstone Ltd. 1963.

WERNER, G. E.: Antibiotica Codex. Stuttgart: Wissenschaftliche Verlagsgesellschaft 1963.

Suche nach neuen Antibiotica

CAMPBELL, A. H.: The search for new antibiotics. Brit. med. Bull. 16 (1), 82, (1960).

GAUSE, G.: The search for new antibiotics. Yale University Press 1960.

SEVCIK, V.: Antibiotica aus Actinomyceten. Jena: Gustav Fischer Verlag 1963.

Sachverzeichnis

Die halbfetten Ziffern beziehen sich auf Formeln.